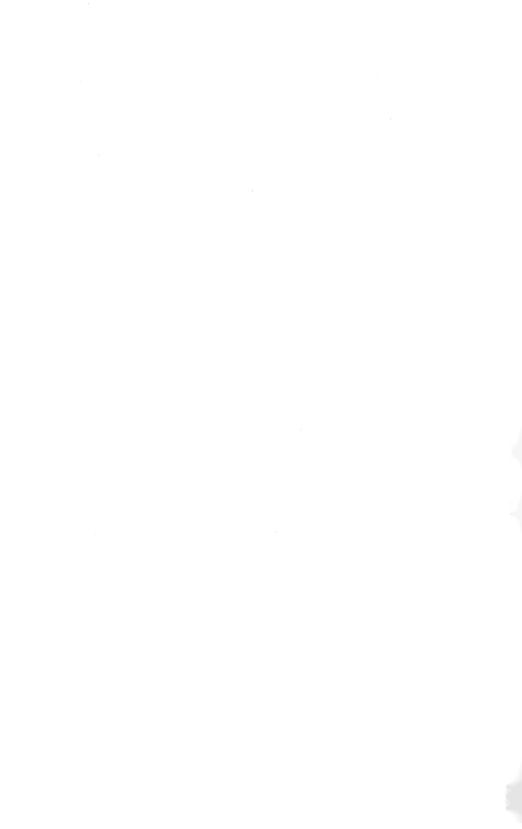

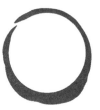

SEXO REAL

LOUISE MAZANTI

ca

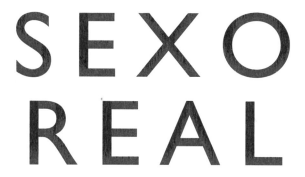

SEXO
REAL

RECUPERA TU INTELIGENCIA SEXUAL
CON EL MINDFULNESS ERÓTICO

URANO

Argentina – Chile – Colombia – España
Estados Unidos – México – Perú – Uruguay

Título original: *Real Sex – Why Everything You Learned About Sex Is Wrong*
Editor original: Hay House, UK Ltd., London.
Tune into Hay House broadcasting at: www.hayhouseradio.com
Traducción: Laura Fernández Nogales
Interior images: Liron Gilenberg / www.ironicitalics.com

1.ª edición Septiembre 2018

Copyright © 2017 by Mike Lousada and Louise Mazanti PhD
Originally published in 2017 by Hay House UK Ltd
All Rights Reserved
© 2018 de la traducción *by* Laura Fernández Nogales
© 2018 *by* Ediciones Urano, S.A.U.
Plaza de los Reyes Magos 8, piso 1.º C y D – 28007 Madrid
www.edicionesurano.com

ISBN: 978-84-16720-35-4
E-ISBN: 978-84-17312-35-0
Depósito legal: B-18.930-2018

Fotocomposición: Ediciones Urano, S.A.U.

Impreso por: Rodesa, S.A. – Polígono Industrial San Miguel – Parcelas E7-E8
31132 Villatuerta (Navarra)

Impreso en España – *Printed in Spain*

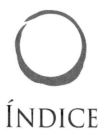

ÍNDICE

AGRADECIMIENTOS

Este libro está dedicado a todos los corazones rebosantes de deseos que están despertando al viaje hacia una conexión real y afectiva con ellos mismos y con los demás.

Estamos profundamente agradecidos a Jovanna Desmarais, Sophia Swire y Claudia Shaffer, que nos indicaron la dirección correcta; también queremos dar las gracias a Rex Brangwyn y David y Simon Confino, que compartieron sus ideas con nosotros; y a Amy Kiberd y Michelle Pilley de Hay House, por recibirnos con tanto entusiasmo. Gracias a los Chicos y a Lottie por mantener nuestros corazones abiertos a pesar de la distancia física.

POR QUÉ TODO LO QUE TE ENSEÑARON SOBRE SEXO NO ES VERDAD

A nuestra cultura le falta una cosa, un elemento fundamental para nuestra felicidad como seres humanos. Sin ello, nuestras vidas jamás serán plenas. Nunca conseguiremos esa sensación de equilibrio y harmonía que tanto deseamos. Hablamos de una relación saludable con nuestra sexualidad porque, aunque la sociedad se empeñe en mostrarnos sexo continuamente, seguimos sintiéndonos desconectados de él.

En las páginas de este libro aprenderás por qué es tan importante mantener una relación saludable con tu sexualidad para vivir bien. Te ofrecemos una visión nueva e integrada de la sexualidad que acepta la presencia de los avances tecnológicos modernos y la pornografía (que va a formar parte de nuestras vidas nos guste o no), y presentamos una visión positiva de nuestro futuro como los seres sexuales que somos.

A lo largo de los siete capítulos principales, el libro desgrana siete formas esenciales —Siete Claves— que nos enseñarán a ser sinceros con nosotros mismos y con nuestras parejas. Esas Siete Claves nos conducirán al sexo real: una intimidad profunda, satisfactoria y significativa, tanto física como emocional; una intimidad en la que podremos mostrarnos tal como somos, con todas nuestras necesidades e inseguridades, con nuestro auténtico poder y nuestros deseos, en lugar de seguir apoyándonos en los mensajes distorsionados que nos ha transmitido la sociedad. Te demostraremos que practicando sexo real no solo mejorarás tu vida sexual, también aprenderás a conocerte mejor y tendrás una mayor capacidad para mantener mejores relaciones y más profundas.

Nosotros, los autores del libro, vivimos según nuestras enseñanzas y las ponemos en práctica. Para nosotros hay muy poca diferencia entre la vida y el trabajo. A lo largo de los años que hemos pasado desarrollando nuestras habilidades profesionales en este campo, nuestro propio viaje hacia la intimidad nos ha transformado como personas y también ha cambiado la forma que tenemos de relacionarnos el uno con el otro, porque hemos descubierto e integrado nuestras propias inseguridades, vergüenzas y estímulos. Como terapeutas sexuales (o «Revolucionarios del Amor», como nos gusta llamarnos a nosotros) hemos desarrollado estas Siete Claves después de muchos años de experiencia profesional y personal.

Hemos escrito este libro basándonos en nuestra experiencia con el objetivo de ayudarte, igual que hemos hecho con los miles de hombres, mujeres y parejas que nos han visitado en nuestras consultas privadas; lo que queremos es que recuperes tu sexualidad, sientas más placer y mantengas una relación más íntima contigo mismo y con tus parejas o amantes. Hemos dedicado nuestras vidas a curar las heridas colectivas derivadas del sexo y la intimidad porque creemos que la capacidad para amar profundamente de cada uno, y de manifestar lo que desea cada cual, depende de nuestra capacidad para conectar con la vida, esa energía vital que nos recorre el cuerpo cada vez que nos sentimos libres para expresar nuestra sexualidad.

Nuestro enfoque se basa en mirar más allá del sexo, en verlo como algo más que una mera función fisiológica, y en dar más importancia a la intimidad y a la conexión cuerpo-mente durante la experiencia sexual.

Este libro también demuestra que, además, la sexualidad puede ser una puerta para conectar con esas fuerzas superiores, fuerzas que algunos calificarían de divinas. Estas líneas explican que el sexo real es una forma más intensa de conectar con nuestras energías sexuales y vitales, y que nos permite expandir la conciencia que tenemos de quienes somos y nuestra forma de relacionarnos con los demás con sinceridad e integridad.

LA SEXUALIDAD ES UN PILAR DE LA VIDA

Imagina que la vida fuera un templo griego clásico. En la base están los cimientos y sobre ella se alzan varios pilares. En lo alto encontramos el frontón. Imagina que los cimientos son nuestra cultura, nuestra comunidad, la sociedad colectiva en la que vivimos. El frontón representa aquello a lo que todos aspiramos: intensidad, pasión, amor, conexión, sentido, propósito.

Ahora visualiza los pilares que sostienen ese frontón. Cada uno de los pilares representa un camino distinto hacia nuestras aspiraciones. Podemos seguir el camino de la mente: aprender, enseñar, pensar, articular, explorar distintas filosofías o hacer algún estudio científico sobre los misterios de la vida, etc. Este es un camino válido para conseguir una vida significativa. Otro de los pilares es la materialización: encontrar el sentido de la vida mediante la acción, a través del deporte u otras actividades físicas. Los seres humanos sentimos nuestra energía cuando utilizamos el cuerpo, cada vez que lo ponemos a prueba y expandimos su capacidad a través de los estímulos y la competición (ya sea con nosotros mismos o con los demás) cuando buscamos la perfección del esfuerzo físico.

Otro pilar es la devoción: el camino espiritual de la meditación, la oración, la religión, la conciencia, etc. Las prácticas espirituales pueden ayudarnos a encontrarle más sentido a la vida, acercarnos a la sensación de integridad que tanto deseamos y llevar nuestra conciencia a niveles más profundos. Otro de los pilares está formado por los sentimientos y las emociones, y para ello debemos empatizar, sentir, tener conciencia de los demás, preocuparnos por ellos, dar y recibir, convertirnos en sanadores, dedicarnos a la caridad o hacer algún tipo de trabajo humanitario, o formar una familia o una comunidad; todo eso nos proporciona sentido y propósito.

Otro de los pilares es la estética y la creatividad. La expresión personal a través de las artes, el movimiento, la danza y la creatividad en todas sus formas puede ayudarnos a sentirnos vivos, a experimentar una sensación de felicidad y sentido. El arte puede conectarnos a algo superior, una fuerza que va más allá de lo mundano y que expresa la profundidad del alma humana y la cumbre de la perfección estética.

Cada uno de estos pilares es esencial para nuestro bienestar, para la relación que mantenemos con la vida. Cada uno de ellos apoya y nutre nuestra conexión para que experimentemos la vida con mayor intensidad. Pero falta un pilar. Está roto, en el suelo. Es el pilar de la sexualidad. Se lo han apropiado injustamente el mercantilismo, el miedo, la vergüenza, y está derruido, sigue presente en nuestra cultura pero ya no da apoyo al templo de nuestra vida. Y sin el pilar de la sexualidad, el templo no está completo. Sin él, el frontón de nuestras aspiraciones está torcido, y corre el riesgo de venirse abajo.

El propósito de este libro es el de devolver al pilar de la sexualidad su lugar legítimo junto a los demás. En realidad, se puede decir que la sexualidad es el pilar más importante, porque nos obliga a emplear los aspectos reunidos en todos los demás pilares:

Para disfrutar de una vida sexual
realmente satisfactoria, tenemos que
utilizar la mente, el cuerpo, los sentimientos
y la creatividad.

INTELIGENCIA ERÓTICA

Seguro que habéis escuchado hablar de la inteligencia emocional: la capacidad de relacionarse con los demás y la habilidad de reconocer y nombrar distintos estados emocionales, tanto personales como ajenos. Es evidente que la inteligencia emocional es fundamental para mantener una relación profunda y saludable, ya sea de amistad o romántica. Sin embargo, tal como explica el destacado experto en psicología evolutiva, Howard Gardner, con su teoría sobre las inteligencias múltiples,[1] también existen otras clases de inteligencia. Entre ellas, Gardner cita lo que él denomina inteligencia corporal cinestética, que es la capacidad para percibir dónde se encuentra nuestro cuerpo en el espacio físico en relación consigo mismo y con otras cosas o personas, y la habilidad para controlar nuestros movimientos, la postura y la cadencia; por ejemplo, es la capacidad de saber que uno tiene la mano apoyada en la rodilla o que se está moviendo hacia arriba. Otra de las inteligencias que encontramos en la lista de Gardner es la inteligencia lingüística: la facilidad para las palabras y la capacidad de comunicarse con claridad y sentido para describir las experiencias vividas.

De la misma forma que ocurre con los pilares de nuestro templo, hay un lugar para cada una de nuestras inteligencias.

Sin embargo, podría argumentarse que existe una forma de inteligencia, no especificada por Gardner, que es más compleja, rica y esencial que las demás: la inteligencia erótica. La inteligencia erótica nos obliga a desarrollar habilidades procedentes de todas las demás formas de inteligencia para que funcione correctamente. Para poder mantener una relación plena y saludable con nuestra sexualidad debemos desarrollar la inteligencia emocional, la intrapersonal (tener conciencia de nuestros pensamientos internos, procesos, esperanzas y miedos), la interpersonal (comprender el funcionamiento de la relación que mantenemos con nosotros mismos y con los demás), la corporal, la lingüística y la creativa. En realidad, la sexualidad requiere que desarrollemos un abanico de inteligencias más amplio que cualquier otro aspecto de la experiencia humana, quizás a excepción de la crianza de los hijos. Y eso convierte la sexualidad en uno de los pilares clave de la experiencia humana y el crecimiento personal.

Con las Siete Claves hacia el sexo real que hemos definido en este libro te ayudaremos a desarrollar tu inteligencia erótica y a reivindicar una

---

1. Gardner, Howard, *Estructuras de la mente: la teoría de las inteligencias múltiples*, Fondo de Cultura Económica de España, México, 1994.

sexualidad saludable, libre y natural. El problema es que en nuestra cultura nos han robado la sexualidad. Una serie de grupos de personas muy poderosas han distorsionado la relación que mantenemos con nuestra sexualidad hasta dejarnos confusos, desorientados y cargados de moralinas.

Las fuerzas del mercantilismo han convertido la sexualidad en un producto, algo que se puede comprar y vender.

Los médicos se han inmiscuido mucho en nuestra sexualidad, nos han indicado la clase de disfunciones y patologías que padecemos, y para resolverlas nos han recomendado lo que ellos llaman remedios, ya sean farmacológicos, médicos o cosméticos. El más conocido es la Viagra, cuyas ventas anuales alcanzaron, en el año 2008, casi los dos mil millones de dólares, y en el año 2016 la Administración de Alimentos y Medicamentos de Estados Unidos aprobó la fabricación de flibanserina (que se comercializa con el nombre de Addyi), también conocida como la «Viagra para mujeres». Esto abre una puerta potencial a un buen número de soluciones farmacológicas para los problemas de falta de deseo en las mujeres, dificultades que probablemente procedan de los temas mentales y emocionales de los que se habla en este libro. Entretanto, los gobiernos intentan controlar nuestros hábitos sexuales prohibiendo o permitiendo ciertas prácticas sexuales como la homosexualidad, o controlando con sutileza la información que se proporciona a ciudadanos como los preadolescentes, los minusválidos, el colectivo de género fluido (individuos que no se identifican con una única identidad de género) y los ancianos.

TODO LO QUE NOS PROHIBE LA SOCIEDAD

En nuestra cultura existen dos fuerzas con las que no tenemos muy buena relación. La primera es la ira. Siempre nos han dicho que en una sociedad civilizada el enfado no es una emoción saludable, por eso la reprimimos en gran parte, y las expresiones que se permiten se dirigen a aquello que hemos estigmatizado y vilipendiado, como los pedófilos o eso a lo que llaman Estado Islámico. Esos grupos se ven como colectivos peligrosos contra los que nos está permitido volcar nuestra rabia porque se perciben como males monstruosos.

La otra fuerza con la que nuestra cultura no se lleva bien es el deseo.

Nos animan a desear cosas, no experiencias.

Nuestra sociedad consumista nos dice que lo mejor que podemos desear es tal o cual artefacto o algún bolso, pero no el placer físico y, desde luego, nunca el sexo, a menos que sea dentro de las condiciones que la sociedad considera aceptables; en otras palabras, una relación monógama.

Sin embargo, esta perspectiva tan limitada y distorsionada es una de las causas de que el pilar de nuestra sexualidad se cayera del templo de la vida. No importa qué dispositivo electrónico nos compremos, ni lo fabuloso que sea el vestido que compremos, ni la relación de pareja que mantengamos, nunca conseguiremos satisfacer nuestros mayores deseos a menos que incluyamos la sexualidad en ese templo.

Para muchas personas el sexo es casi una actuación: están más preocupados por lo que parece y por cómo los ven los demás que de su propia experiencia. Tomemos como ejemplo a nuestra clienta Jenny, que vino a pedirnos ayuda para solucionar lo que ella consideraba un problema sexual. Es una mujer fantástica: es rica, tiene una melena rubia que le cae en cascada por los hombros y enmarca un rostro muy atractivo de rasgos delicados, y su maquillaje es perfecto. Lleva un vestido de verano negro ajustado, es un poco transparente y según le da la luz se le ven un poco las braguitas de encaje, y no lleva sujetador. Pero parece angustiada. «Por favor, tenéis que ayudarme. Me siento fatal. Tengo un problema que me está afectando mucho. Necesito aprender a hacer la mejor paja del mundo.»

¿Parece el argumento de una película erótica? En realidad es una situación muy frecuente en nuestra consulta. Recibimos a muchos hombres y mujeres —a menudo se trata de personas con éxito, que disfrutan de estabilidad en muchos otros aspectos de sus vidas— que acuden a nosotros para pedirnos que les enseñemos técnicas sexuales que los conviertan en mejores amantes. ¿Por qué hay tantas personas seguras de sí mismas en general que se sienten incompetentes o inseguras en la cama? ¿Por qué hay tantas personas que jamás imaginarías que pudieran tener problemas para atraer parejas sexuales o románticas con tantas dificultades para encontrarlas o conservarlas?

Este libro explica por qué casi todo lo que la sociedad ha intentado enseñarnos sobre sexualidad es inexacto, confuso o, directamente, incorrecto. En estas páginas exploraremos las confusiones que ha creado la sociedad respecto al sexo, tantas que muchas de las cosas que pensábamos que estaban hechas para disfrutar más del sexo en realidad nos han supuesto más barreras que ventajas. Comprobaremos cómo los medios de comunicación, en especial la pornografía, han forjado una cultura alrededor de la sexualidad que crea expectativas poco realistas y ofrece falsas promesas. Los medios nos han dicho que el sexo está relacionado con el orgasmo y que tiene que ver con el aspecto que tenemos o con lo que hacemos durante nuestros encuentros sexuales. Cuando no convierten el sexo en una práctica moralmente cuestionable, la mayoría de los mitos sexuales modernos se centran en la conducta: en cómo tener o proporcionar el mejor orgasmo, en posturas diferentes, en trucos sexuales como la eyaculación femenina o en escenarios fetichistas supermodernos.

Y todo esto no solo es desafortunado; además está creando una sociedad cada vez más acomplejada sexualmente, en lugar de menos; y esos complejos se basan en ideas que, en realidad, las provoca la falta de información y contribuyen a que vivamos en una sociedad con más disfunciones sexuales en lugar de acercarse a la utopía sexual.

La cultura sexual contemporánea conlleva más ansiedad
y una mayor desconexión de nuestra sexualidad,
de nuestras parejas y, en consecuencia, de nosotros mismos.

SEXO REAL

En este libro ofrecemos una alternativa a las ideas inalcanzables y las imágenes de perfección que nos lanzan los medios de comunicación. Estas páginas no pretenden proporcionar terapia sexual a personas con experiencias sexuales traumáticas o disfunciones sexuales, aunque puede servirles de apoyo. Y tampoco es una guía de 365 técnicas sexuales para alcanzar el éxtasis sexual ni un texto tántrico que presente el sexo como el camino a la iluminación espiritual, aunque sí que toca un poco el tema. Lo que pretende este libro es proporcionar nuevas perspectivas de lo que es el sexo, el sexo real, y lo que significa.

Nuestro objetivo es ayudarte a entender cómo experimentar sexo real, un sexo intenso y satisfactorio que sea una expresión auténtica de quién eres, no un intento de copiar las imágenes mentales de la persona que crees que deberías ser.

Trataremos de conseguirlo ayudándote a borrar los mensajes confusos que probablemente hayas ido almacenando acerca del sexo y revelándote lo que es la experiencia profunda del sexo. Te explicaremos cómo se puede aumentar la variedad, no solo haciendo cosas nuevas, sino —y esto es más importante— permitiéndote expresar sexualmente distintas partes de ti mismo.

Veremos cómo la pornografía y los medios de comunicación en general han creado una visión distorsionada de la sexualidad, y explicaremos de qué forma entorpecen nuestra capacidad de practicar sexo real, y cómo en algunos casos incluso llegan a crear nuevos problemas psicológicos y sexuales tanto en hombres como en mujeres. Nuestro método ofrece un antídoto contra el impulso de la penetración instantánea empleando un enfoque qué nos proporcionará mejor sexo, es decir, encuentros más largos y más placenteros.

A lo largo del libro te guiaremos en un viaje hacia tu sexualidad a través de una serie de ejercicios que podrás hacer en casa. Estos ejercicios te abrirán la puerta a una expresión sexual personal y auténtica. Te guiaremos para que superes los bloqueos que te impiden disfrutar de la intimidad y aprenderás nuevas herramientas que te ayudarán a disfrutar de tu sexualidad de una forma nueva. Tanto si mantienes una relación desde hace muchos años como si eres soltero y estás intentando encontrar el amor y disfrutar de una vida sexual plena y satisfactoria, este libro te ofrecerá la guía que necesitas para transformar la relación que mantienes con la sexualidad y, básicamente contigo mismo, de formas que te van a sorprender.

También conoceremos las historias de hombres y mujeres que, como Jenny (de la que hemos hablado antes), han acudido a nosotros para hacer frente a sus problemas sexuales y que han tenido dificultades con la intimidad. Quizá te sientas reflejado en alguna de esas historias. Esperamos poder demostrar cómo personas con problemas sexuales graves han sido capaces de superarlos empleando nuestro método.

Como ya hemos explicado, el método se basa en siete principios —nuestras Siete Claves— que nos llevarán a lo que nosotros llamamos sexo real: una intimidad profunda, satisfactoria y significativa, tanto física como emocionalmente. Estas Siete Claves son un viaje al corazón de tu sexualidad, un recorrido que te revelará significados sexuales ocultos y te ayudarán a superar tus bloqueos y resistencias a disfrutar del sexo auténtico y placentero. Es posible que, al principio, algunos clientes como Jenny acudieran a nosotros en busca de consejos sobre posturas o técnicas, pero enseguida se dieron cuenta de que ese no era el origen de sus problemas. Los bloqueos que afectaban al plano íntimo de sus vidas no tenían nada que ver con lo que hacían, sino con lo que sentían. Las Siete Claves te ayudarán a cambiar la relación que mantienes con tu sexualidad de una forma que te permitirá disfrutarla más plenamente.

En definitiva, este es un viaje de transformación
que te ayudará a integrar tu sexualidad de una forma
más saludable y libre en tu forma de sentir.

¿CUÁL ES EL PROBLEMA DEL SEXO EN LA SOCIEDAD ACTUAL?

La sexualidad es el aspecto social que más necesitado está de una integración saludable. Por una parte, hoy día la sexualidad está en todas partes;

es más accesible y se habla de ella de una forma más abierta que en cualquier otro momento de la historia moderna. Por otra parte, los medios de comunicación y la industria del porno han creado una expectativa distorsionada de la sexualidad.

Esa imagen puede dar la impresión de que uno vive en una sociedad donde todo el mundo menos él es capaz de experimentar distintos tipos de sexo orgásmico de forma más o menos continuada. Y también nos sentimos más presionados, porque pensamos que debemos dar una imagen concreta o actuar de determinada forma.

Aunque seamos capaces de reconocer que lo que estamos viendo es ficción y que las imágenes que ofrece la pornografía no son reales, la pérfida naturaleza de las imágenes eróticas y pornográficas que utilizan los medios de comunicación les permite infiltrarse en nuestro subconsciente.

Y entonces aumentan nuestras expectativas, tanto las que tenemos de nosotros mismos como las que tenemos de nuestra pareja, hasta llegar a límites que no son realistas. Hablaremos más detalladamente sobre esto en el siguiente capítulo.

Parte del problema de la omnipresencia de las imágenes sexuales, ya sea en la pornografía o en los medios de comunicación, es que el sexo casi siempre está presente en nuestras vidas. Eso no significa que nos pasemos el día pensando en sexo, sino que estamos permanentemente expuestos a los mensajes sutiles e invasivos sobre sexualidad que nos lanza la sociedad. Esta forma de llenar nuestra mente de sexualidad es una bendición y un castigo al mismo tiempo. La ventaja es que la sexualidad se ha convertido en algo más accesible y más aceptable; en general, la gente es más abierta respecto a su sexualidad que antes y hay una mayor aceptación de las libertades sexuales individuales y de la libertad de expresión. Sin embargo, como tenemos tan presentes las normas sexuales que nos impone la sociedad, no paramos de pensar en la imagen que deberíamos dar durante nuestras relaciones sexuales o lo que deberíamos sentir. Esta visión del sexo limita nuestra capacidad de disfrutar de nuestras propias experiencias o de albergar deseos poco convencionales.

Tanto la sociedad como la pornografía muestran una forma muy específica de identidad sexual que nos dicta la cantidad de sexo que deberíamos practicar. También nos dice que existe una clase de sexo correcta y una serie de deseos adecuados. Si no deseamos sexo significa que estamos «mal» y los profesionales de la psicología y la medicina enseguida nos dirán que sufrimos alguna disfunción sexual. En los últimos años se han acuñado diversos desórdenes psicológicos nuevos para definir a aquellas personas que no demuestran tener el deseo sexual suficiente. Etiquetas como Trastorno de la excitación en la mujer, Deseo sexual hipoactivo, Anorgasmia femenina y Trastorno del deseo sexual hipoactivo femenino son solo algunos de los muchos diagnósticos clínicos que pueden recibir los pacientes después de admitir que sufren de falta de deseo sexual.

De la misma manera, si deseamos demasiado sexo también nos dirán que sufrimos alguna patología, especialmente en el caso de las mujeres. Hubo mucha polémica cuando se incluyeron los trastornos hipersexuales (tener demasiado deseo) en la quinta edición de la biblia estadounidense sobre trastornos psiquiátricos, el *Manual diagnóstico y estadístico de los trastornos mentales*. La polémica consiguió su propósito, en parte, pero sigue existiendo mucha presión para estigmatizar a aquellos que desean «demasiado» sexo y a los «adictos al sexo», y el tema de la adicción sexual está muy presente en nuestras vidas. Por eso la sociedad nos dice que debemos desear la cantidad de sexo adecuada, pero no demasiado. Cualquier cosa que escape de estos márgenes tan estrechos y restrictivos se considera anormal y poco saludable.

La sociedad y la pornografía nos hacen albergar muchas expectativas. Y solemos caer en comparaciones indeseables con las imágenes idealizadas a las que estamos sujetos cada día.

Solemos juzgarnos a nosotros mismos y a los demás según patrones muy poco realistas que jamás podremos alcanzar, y que solo pueden provocarnos insatisfacción y angustia emocional.

La pornografía, con su clásica representación limitada de lo que se percibe como sexualmente atractivo, es una de las grandes responsables de este problema. No nos centramos en los aspectos positivos de nuestra experiencia sexual, sino en todo aquello que nos parece inadecuado. Esto provoca un monólogo interior que no deja de repetirnos que no lo hacemos bien —de una forma u otra— en función de la visión que tengamos de la sexualidad.

Al creernos este monólogo interior perdemos la conexión con nosotros mismos y, en consecuencia, también nos desconectamos de la otra persona. Si nos perdemos en nuestras imágenes interiores mientras practicamos sexo o conectamos de una forma íntima con otras personas, no podremos sentir del todo nuestra experiencia ni estar presentes en nuestro cuerpo y disfrutar del sexo. Si no estamos presentes en nuestra propia experiencia —en las sensaciones corporales, las emociones y el placer— durante las relaciones sexuales, no seremos capaces de estar presentes con nuestra pareja. Y esta desconexión conlleva mucha insatisfacción sexual y es la base de los fracasos de muchas relaciones.

¿POR QUÉ EL SEXO ES TAN IMPORTANTE?

Ya hemos visto que, probablemente, la inteligencia erótica sea la forma más sofisticada de inteligencia que podemos tener porque depende de nuestra capacidad para dominar muchas otras formas de inteligencia. Cuando conectamos con esas formas de inteligencia múltiple también debemos conectar con lo que no tenemos o con lo que tememos que pueda pasar. Por lo tanto, a través de nuestra sexualidad conectamos con nuestros mayores deseos y también con nuestros mayores miedos y vulnerabilidades. Desarrollar nuestra sexualidad es básico para nuestra identidad y para la relación que mantenemos con la vida. Muchas personas queremos mejorar nuestra vida sexual, pero eso no solo se consigue practicando mejor sexo o logrando que nuestros encuentros sean más íntimos.

Cuando nos fijamos en la relación que mantenemos con nuestra sexualidad, no solo estamos alterando la percepción de quienes somos como personas, también modificamos nuestra química cerebral. Y esta es la clave para hacer cambios profundos. Hoy día los neurocientíficos reconocen la «plasticidad» del cerebro; es decir, la capacidad que tiene para desarrollar nuevos circuitos neuronales que conlleven comportamientos nuevos, visiones personales diferentes y formas más sanas y positivas de vernos. El cerebro no es un órgano inmutable, sino que cambia y se desarrolla continuamente. Y eso es una buena noticia, porque si hay algo que no nos gusta de nosotros mismos, por ejemplo sexualmente, tenemos potencial para cambiarlo.

Para adoptar nuevos comportamientos, nuevas formas de pensar y experiencias emocionales nuevas necesitamos desarrollar circuitos neuronales nuevos. Una de las formas más rápidas de crear conexiones neuronales nuevas que conlleven cambios positivos es vivir experiencias que combinen niveles moderados de estimulación o excitación y un encuentro entre dos personas.

Louis Cozolino, profesor de psicología en la Universidad Pepperdine de California, también habla de nuevas experiencias físicas y emocionales cuando se refiere a los criterios esenciales para un crecimiento nervioso positivo;[2] es decir, alterar los circuitos neuronales de nuestro cerebro para provocar cambios mentales positivos. Cada uno de los criterios de Cozolino permite que el cerebro fabrique conexiones neuronales más potentes que, a su vez, crean una nueva comprensión de nosotros mismos, de cómo nos sentimos respecto a nuestra identidad y cómo nos relacionamos con el mundo. Es muy interesante que todos los criterios de Cozolino también estén presentes en la experiencia sexual positiva.

El sexo no va solo de sexo. También está relacionado con nuestro desarrollo y crecimiento emocional, tanto personal como entre uno mismo y los demás.

En realidad, el sexo parece la herramienta más poderosa que tenemos para lograr ese crecimiento personal. Es en el caldero de la sexualidad

---

2. Cozolino, L., *The Neuroscience of Psychotherapy: Healing the Social Brain*. 2.ª edición revisada, W. W. Norton & Company, Nueva York, 2010.

donde surgen todos nuestros miedos y vulnerabilidades. Es el plano sexual el que nos invita a salir de nuestra zona de confort. Y cuando salimos de ella percibimos una extrañeza alarmante, una energía o cualidad que desconocemos y que puede aterrarnos. El sexo es la mejor herramienta para empoderarse y lograr una buena realización personal, no de una forma hedonista, sino en un sentido más profundo, de sentirse completo. El sexo es el punto de encuentro entre mente, cuerpo y emociones. Y también es el instrumento más efectivo que conocemos para integrar las relaciones y profundizar en ellas. Cuanto más auténticas sean nuestras prácticas sexuales, más auténticos podremos ser en el mundo. No es de extrañar que el sexo tenga una carga emocional tan grande y suponga un desafío tan importante para muchas personas.

¿CUÁLES SON LOS BENEFICIOS DE ESTE LIBRO?

Este libro no es solo una guía para disfrutar de sexo real. También te explica cómo adentrarte más profundamente en tu sexualidad y cómo utilizarla como portal hacia tu forma de sentirte contigo mismo. Es un trampolín para tu crecimiento personal. En definitiva, pretende llevarte de viaje al corazón de tu sexualidad.

En estas páginas explicamos nuestras Siete Claves, diseñadas para proporcionarte una mayor conciencia de ti mismo. Te ayudarán a comprender la naturaleza de tus anhelos, cuáles son tus verdaderos deseos sexuales y cómo puedes conseguirlos. Te reconciliarás con tus deseos sexuales y descubrirás las motivaciones que se esconden detrás de ellos y de todo aquello que te excita. En este libro también aprenderás herramientas de comunicación, y lo que leerás en sus páginas te ayudará a desarrollar límites personales más firmes, algo esencial para poder practicar sexo real.

Gracias a los ejercicios que encontrarás en el libro aprenderás a amar y aceptar tu mente, tu cuerpo, tus sentimientos y tu sexualidad a un nivel más profundo. Serás capaz de cambiar la relación que mantienes con tu cuerpo y aprenderás que todas sus partes pueden proporcionarte placer.

A medida que avances en tu viaje interior irás alterando la relación que mantienes con tu propia sexualidad. Hacerlo te ayudará a integrarla de una forma más intensa y harmoniosa en tu forma de percibir quién eres realmente. De esta forma crearás nuevos circuitos neuronales en tu cerebro, que te ayudarán a formar mensajes claros y positivos sobre sexualidad en tu subconsciente. Y estos mensajes, a su vez, alterarán los mensajes inconscientes que transmitas al mundo.

Por mucho que desees mantener una clase de relación concreta o quieras disfrutar de experiencias sexuales distintas en tu vida, es improbable que lo consigas si no cambias el monólogo interior sobre tu sexualidad.

Cuando inicies esos cambios internos, podrás empezar a examinar tu forma de relacionarte con el mundo.

UN AGENTE DEL CAMBIO

¿Te has dado cuenta de que hay personas que cuando entran en una habitación captan la atención de todo el mundo enseguida? ¿Alguna vez te has topado con alguna persona que parece repleta de sexualidad sin que importe lo que esté haciendo? Estas personas conocen el secreto. Han hecho cambios internos sobre cómo se sienten acerca de su propia sexualidad y, al hacerlo, transmiten un mensaje diferente al resto del mundo, y el mundo responde a esos mensajes.

En este libro compartiremos contigo los secretos para hacer esos cambios. Cuando los hayas hecho, las personas responderán a ellos de forma natural y sin ningún esfuerzo, y serás capaz de atraer a la clase de hombre o mujer que deseas y que antes te parecía inalcanzable.

Si ya mantienes una relación, te convertirás en la fuerza del cambio que ayudará a tu pareja a alterar su comportamiento para satisfacer mejor tus necesidades.

También es posible que adviertas que tus amigos empiezan a decirte que pareces más joven y estás más radiante. Quizás atraigas más atención de hombres y mujeres. Puede que tu pareja empiece a relacionarse contigo de una forma nueva y diferente. Es probable que no solo cambie tu forma de practicar sexo, sino cómo te sientes acerca de la clase de sexo que estás practicando. Los mensajes que transmitas al mundo cambiarán tu forma de mostrar tu disponibilidad, y las personas y la clase de conexiones que atraigas transformarán tu forma de experimentarte y tu sexualidad.

Cuantos más elementos distintos de tu sexualidad seas capaz de integrar en tu persona, mayor acceso tendrás a tu yo interior y más crecerás como persona. Te descubrirás más empoderado y tendrás más capacidad para tomar decisiones y ser influyente y efectivo en el mundo. Esto te permite vivir de una forma más auténtica y expresarte con mayor plenitud; ya no necesitarás esconderte ni reprimir aspectos de ti mismo.

Transformando la relación que mantienes con tu sexualidad tendrás el poder de cambiar otras cosas, no solo internamente, también externamente. Si te sientes más seguro es probable que encuentres nuevas formas de expresarte, no solo sexualmente, también creativamente: el sexo es una fuerza creativa muy poderosa. Evidentemente, el sexo tiene el potencial de crear vida, pero también está conectado a la expresión creativa. Al trabajar con nuestros pacientes nos dimos cuenta de que relacionarse con la sexualidad de otras personas aumenta la expresión creativa.

Las personas que están más en contacto con su sexualidad empiezan a pintar, a dibujar, a cantar, a aprender a tocar ese instrumento musical que siempre quisieron tocar.

Muchos de los artistas o profesionales del mundo creativo que han acudido a nosotros con problemas de tipo sexual padecían algún bloqueo creativo, que desapareció en cuanto integraron la sexualidad en sus vidas de una forma más intensa.

Este libro también puede ayudarte a eliminar los tabús y los mitos que la sociedad ha creado en relación con el sexo; hay tantos que a veces cuesta saber qué es sexualmente aceptable y qué no lo es. En lugar de verla como un tabú, nosotros te invitamos a que veas tu sexualidad como tu energía natural, creativa y vital.

HACIA EL EMPODERAMIENTO SEXUAL

No olvidemos que procedemos de una larga cadena de organismos sexualmente motivados. A lo largo de cuatro millones de años, todos nuestros ancestros han conseguido practicar sexo y reproducirse. Si alguno de ellos hubiera fracasado, tú no estarías leyendo este libro. Cuatro millones de años suponen una enorme programación neuronal y un gran imperativo evolutivo. Por lo tanto, el sexo es tu sustento y, al margen de tu género, es tu impulso evolutivo y tu energía vital esencial.

La pregunta es: ¿qué parte de esa energía vital te permites expresar realmente? ¿Cuánta energía sexual puedes acaparar y cuánta te niegas? ¿Cuánto reprimes tus deseos y tus necesidades sexuales?

Si reprimes tu identidad sexual,
¿cómo esperas sentir quién eres realmente?

¿Puedes sentirte verdaderamente vivo y experimentar la vida en toda su plenitud si no eres capaz de sentir tu energía sexual? Es improbable. Este libro te ayudará a acceder mejor a tu intensidad sexual, a expresarla de una forma más saludable e integrada. Y gracias a eso acabarás conociéndote mejor.

Pero queremos advertirte una cosa: acceder a esa parte de ti mismo es peligroso. Podrías alterar la dinámica de tu relación de pareja. Podrías sentirte más empoderado. Podrías empezar a preguntarte qué quieres y dejar de practicar sexo no deseado o poner fin a una relación de pareja que no te satisface. Resumiendo, podrías desestabilizar el orden establecido en tu vida y podrían surgir nuevos paradigmas de empoderamiento.

La dinámica de poder que suele existir en el sexo es interesante y puede resultar fascinante ver qué personas de nuestra cultura consiguen lo que quieren y cuáles no. Por lo general seguimos viviendo en un mundo dominado por el hombre. Nuestros negocios, nuestros sistemas políticos y legales están dirigidos, en su mayoría, por hombres.

Nuestra cultura también da más apoyo a la expresión masculina que al empoderamiento sexual femenino.

Imagina la siguiente situación. Una pareja está practicando sexo. El hombre ha penetrado a la mujer y, después de llegar al orgasmo, se tumba boca arriba y el acto sexual termina. La mujer también se da media vuelta a pesar de no haber llegado al orgasmo. Aunque quizá le gustaría llegar al clímax, ha aprendido que, cuando el hombre termina, el acto sexual acaba. ¿Te resulta familiar? ¿Admitirías que te has encontrado con esta situación, tanto si eres hombre como mujer? Nosotros creemos que casi todos hemos permitido que sucediera alguna vez. Por desgracia, esta es una experiencia demasiado común para las mujeres de nuestra cultura.

Ahora imagina la situación contraria: la mujer llega al orgasmo antes que el hombre y se da media vuelta. ¿Eres capaz de imaginar al hombre dándose también la vuelta y abandonando con sumisión el deseo de llegar al orgasmo? Imagínate que la mujer dice: «Ha sido genial. Buenas noches». Y que el hombre lo acepta sin protestar. Parece hasta ridículo. ¿Qué es lo más probable que hiciera el hombre en esas circunstancias? Quizás insistiera en su derecho a «terminar» con el acto sexual, que acabaría cuando él alcanzara el orgasmo. Algunos hombres decidirían terminarlo con sus propias manos. En cualquier caso, podemos estar bastante seguros de que en una situación como esta sería muy improbable que el hombre se durmiera sin haber saciado sus necesidades sexuales. Estamos generalizando, pero ¿por qué parece que los hombres tengan una conciencia de privilegio sexual que las mujeres no tienen?

La pornografía tiene mucha culpa. La esencia de la mayoría de escenas pornográficas heterosexuales se asienta sobre la idea de que la mujer está ahí para dar placer al hombre. Cuando el hombre llega al orgasmo, el papel de la mujer ha finalizado. La mayoría de las escenas pornográficas que encontramos en la Red terminan en cuanto el hombre eyacula. Y ese no es el único medio donde encontramos esos mensajes tan sexistas.

Nuestra cultura influye en la clase de pornografía que se produce y, a su vez, la pornografía influye en nuestra conciencia sexual. Es un círculo vicioso.

En este libro queremos ayudarte a cambiar esos comportamientos estereotipados y a que te sientas sexualmente empoderado, sea cual sea tu género.

LAS DOS REGLAS DE ORO
DEL CRECIMIENTO PERSONAL

Una de las reglas de oro del crecimiento personal es esta fórmula tan sencilla: la conciencia da lugar a elecciones conscientes que, a su vez, generan empoderamiento.

El empoderamiento no tiene nada que ver con el poder que ejercemos sobre los demás, sino con el que tenemos sobre nosotros mismos, nuestros sentimientos y nuestros comportamientos. El propósito de este libro es el de empoderarte ayudándote a lograr una mayor comprensión de tu propia sexualidad. Cuando empecemos a tener conciencia de nuestras acciones y, lo que es más importante, de lo que no hacemos, podremos empezar a tomar elecciones conscientes en lugar de permitir que los viejos patrones dirijan nuestras vidas. Esas elecciones generan cambios, crecimiento, y, en definitiva, gracias a ellas serás dueño de tu poder y de cómo decides expresarte.

Los ejercicios de este libro deberían ayudarte a adquirir una mayor conciencia de tu sexualidad: lo que la motiva, tus verdaderos deseos sexuales y los obstáculos que tú mismo te pones para conseguirlos y por qué. De esa forma podrás descubrir el potencial de tu sexualidad y adquirir una nueva sensación de empoderamiento, tanto en relación con tu sexualidad y las decisiones —tanto conscientes como inconscientes— que tomas respecto a las relaciones, como con la clase de parejas que buscas y tu forma de relacionarte con los demás.

La otra regla de oro para el crecimiento personal es esta: «Debes tratarte bien». Independientemente de cómo te sientas respecto a ti mismo al principio, el arte del crecimiento personal es llegar a quererte más. Claro que puede haber lugar para la autocrítica, para motivarte a seguir adelante y hacer los cambios necesarios en ti mismo. Sin embargo, normalmente, lo mejor que puedes hacer por ti mismo es tratarte bien. Si eso es lo único que sacas de este libro, ya habrá merecido la pena. Cuanto más te quieres, más espacio creas para ser tú mismo. Te aceptarás más, y gracias a eso y al amor que sientas por ti mismo podrás hacer otros cambios.

CÓMO UTILIZAR ESTE LIBRO

A lo largo de este libro te invitaremos a reflexionar sobre lo que has leído, y te sugerimos que tengas siempre una libreta a mano que te acompañe en este viaje.

También te recomendamos que te tomes el tiempo necesario para hacer los ejercicios. Cada ejercicio forma parte de un proceso guiado, un viaje que te orientará paso a paso hasta el corazón de tu conciencia sexual. Puedes leer cada situación a medida que te las vayas encontrando o puedes descargarte el audio de nuestra página web, www.mazantilousada.com, como explicamos en la página 61.

En muchos de los ejercicios te pediremos que tengas los ojos cerrados gran parte del tiempo. Si estás utilizando el libro, no intentes memorizar las instrucciones de antemano. Es mejor que después de cerrar los ojos los abras cada vez que necesites leer las instrucciones del texto.

Cualquiera de las cosas que revele un ejercicio sobre tu sexualidad, recuerda que solo es el reflejo de tu sexualidad actual; no es algo inamovible. Es cambiante, igual que tu personalidad; tu sexualidad funciona exactamente de la misma forma. Seguro que ya no te importan las mismas cosas que hace una década. O intentas recordar las cosas que te interesaban cuando tenías cinco o seis años. ¿Es posible que lo que quisieras entonces fuera poder ir de excursión al zoológico o que te compraran una piruleta? ¿Te interesaban esas mismas cosas diez años después o cuando ya eras adolescente? Quizás en esa época solo pensaras en si algún chico o alguna chica en particular estaba interesado en ti, o si eras popular en la escuela y esas cosas.

Las personas cambiamos a medida que vamos pasando por las distintas fases de la vida. Incluso en la vida adulta puede variar la percepción que tenemos de nosotros mismos. Quizá cuando eras más joven estabas preocupado por la apariencia física o el éxito profesional. A medida que vamos creciendo tendemos a extraer mayor satisfacción de nuestras cualidades interiores que de factores externos.

Y nuestra sexualidad también es un océano de posibilidades en cambio permanente. Así que, si crees que hay algo de ti mismo que te hace sentir incómodo —como una fantasía de la que te sientas avergonzado—, recuerda que solo es un reflejo de la persona que eres en este instante y de lo que en este momento de tu vida te parece importante. Si trabajas esos deseos, es posible que cambien. Cuanto más aceptes tu sexualidad, más probabilidades tendrás de darte placer. ¡Te damos una cálida bienvenida a este viaje hacia un sexo más auténtico, intenso, orgánico y satisfactorio!

Ejercicio: Mitos sexuales (20 minutos)

Las personas empezamos a recibir mensajes acerca de nuestro cuerpo desde una edad muy temprana de nuestras vidas; nos los transmiten nuestros familiares, los amigos, los profesores, la sociedad, los medios de comunicación y quizás alguna institución religiosa. Lo normal es que empecemos a tener acceso a la pornografía cuando llegamos a la adolescencia. Esto añade una nueva colección de imágenes a nuestro esquema mental de lo que es el sexo y la imagen que debería dar. Este ejercicio te ayudará a entender los primeros patrones y los mitos que han impactado en tu sexualidad.

1. Para hacer el ejercicio, busca un espacio tranquilo donde sepas que no te va a interrumpir nadie. Asegúrate de tener una libreta y un bolígrafo a mano.

2. Dedica algunos minutos a conectar contigo mismo sentado en algún sitio cómodo. Cierra los ojos con suavidad y concéntrate en tu respiración, respira despacio y hondo; enseguida te darás cuenta de que esta forma de respirar te ayuda a sentir más tu cuerpo. Tómate unos minutos para disfrutar de la conexión.

3. Ahora regresa mentalmente a tu infancia e intenta ver, con la mayor claridad posible, la relación que mantenían tus padres o tus cuidadores. ¿Les viste expresarse afecto físico o emocional? ¿Cómo reaccionaban a las demostraciones afectivas o sexuales de otras personas (ya fuera porque las vieran por televisión, alguien estuviera besándose en público, vieran alguna mujer vestida con una falda corta, etc.)?

4. Amplía la visión hasta recordar los mensajes que pudieras recibir de hermanos mayores, amigos, profesores o cualquier otra persona que pudiera tener influencia en tu vida cuando eras un niño o todavía muy pequeño. ¿Recuerdas alguna experiencia relacionada con tu sexualidad que tuviera lugar en la infancia? ¿Qué mensajes recibiste sobre sexo, amor e intimidad?

5. Ahora viaja al momento en que fuiste consciente de que existía la pornografía. ¿Cómo reaccionaste por primera vez ante la pornografía? ¿Qué aprendiste sobre sexo cuando la pornografía entró en tu vida?

6. Anota todo lo que hayas descubierto haciendo este ejercicio y piensa en los mitos sexuales que se pudieran formar en tu subconsciente basándote en esas influencias iniciales. Estos son algunos ejemplos de lo que pudiste haber aprendido:

   • Las demostraciones públicas de afecto o deseo están mal
   • Si los hombres demuestran abiertamente su deseo sexual son «machotes», si lo hacen las mujeres son «putas»
   • El sexo sirve para procrear y solo lo practican las parejas casadas
   • Los hombres tienen más deseo sexual que las mujeres
   • Las relaciones sexuales que no ocurren entre un hombre y una mujer son perversiones

- El deseo sexual sin más es inmoral
- El sexo es sucio
- Cuanto más grande sea el pene, mejor
- Cuanto más fuerte y más rápido lo hagas, mejor
- Los hombres siempre deben tener una erección durante el acto sexual
- Todas las mujeres llegan al orgasmo mediante la penetración
- Los hombres y las mujeres siempre deberían estar dispuestos a practicar sexo
- El objetivo del sexo es llegar al orgasmo
- Si tienes fantasías sexuales con personas de tu mismo sexo debes de ser homosexual
- Si tu pareja ve pornografía algo falla en tu relación de pareja

¿Cuáles son tus mitos sexuales personales? Anota, con la mayor sinceridad posible, tus creencias más arraigadas sobre sexo e intimidad, incluso aunque ya no te parezcan verdad o sepas que no son ciertas pero una parte de ti siga creyéndoselas en secreto.

7. Cuando termines, dedica un rato a sentarte con la imagen del paisaje formativo de tu sexualidad y piensa en cómo te sientes. Utilizaremos esta información como una especie de mapa de la relación que mantienes con el sexo y la intimidad. ¿Te sientes avergonzado? ¿Te dan risa los mensajes de tu infancia? ¿Hay alguno en el que te gustaría profundizar o explorar, o que te haga sentir incómodo o incluso que te lo tomes como una provocación?

Comprender estas historias de la infancia es una parte básica del viaje para llegar a comprender tu sexualidad adulta. Iremos explorando con más detalle esta idea a medida que avance tu viaje.

LAS VENTAJAS
Y LOS INCONVENIENTES
DE LA PORNOGRAFÍA

Entre los muchos ataques que ha sufrido la sexualidad, el más importante ha venido de la mano de los numerosos medios de comunicación disponibles en el mundo tecnológico. Con esto no pretendemos decir que la tecnología sea mala, ni que la tecnología sea la responsable de la degradación o la deshonra de la sexualidad; eso ya hace miles de años que ocurre, antes de Internet, antes de la aparición del marketing y las revistas de páginas satinadas.

La era de la comunicación trae consigo tantos beneficios como problemas por lo que se refiere a la sexualidad. En términos de marketing, el sexo vende: cualquier producto del mundo puede asociarse a imágenes sexuales y convertirlo así en algo con mayor potencial de venta, más atractivo para el consumidor. La omnipresencia de imágenes sexuales tanto en publicidad como en los medios de comunicación ha convertido la sexualidad en algo más accesible, algo que cada vez nos viene más rápido a la cabeza. Sin embargo, al mismo tiempo la ha atenuado y la ha convertido en algo menos potente de lo que es en realidad. Al verla cada día en carteles, revistas o periódicos estamos perdiendo el valor de su auténtico significado, de su verdadera profundidad y del potencial que tiene en nuestras vidas. Deja de ser una puerta a una relación sagrada (aunque no necesariamente religiosa) con la vida para convertirse en una mercancía, algo que se puede comprar y vender, algo a lo que se puede poner precio en lugar del valor que se merece.

En la era digital, una de las áreas principales que más problemas da respecto a la relación que mantenemos con nuestra sexualidad es la pornografía. Desde la aparición de Internet, nuestra relación cultural con la pornografía ha cambiado. Antes, si alguien quería ver pornografía, tenía que comprar una revista o alquilar o comprar una cinta de vídeo a escondidas, pues la compra solía implicar la interactuación con otra persona, es decir, había que entrar en una tienda a comprar la revista, la cinta de vídeo, etc., y eso solía dar vergüenza a muchas personas. Pero gracias a Internet todos podemos acceder a la pornografía que hay en la Red desde la privacidad de nuestras casas sin que nadie lo sepa (a excepción de nuestro motor de búsqueda), y tenemos un acceso prácticamente ilimitado a cualquier contenido sexual. Y eso tiene sus ventajas y sus inconvenientes.

La pornografía es un tema que levanta muchas pasiones: tiene tantos defensores como detractores. Al margen de la visión que cada cual tenga de la pornografía, hay una cosa que está clara: el fácil acceso a la pornografía no va a cambiar. Forma parte de nuestras vidas modernas, tanto como los teléfonos móviles o la publicidad. Por eso resulta muy útil saber de qué forma podemos tener una relación más consciente con ella, cómo podemos emplearla como algo positivo y comprender los problemas que puede conllevar.

Como psicoterapeutas, como autores de este libro y en nuestras vidas personales, no estamos en contra de la pornografía; nosotros creemos que no es ni mala ni buena.

Que la pornografía nos impacte de forma positiva
o negativa depende de cómo la utilicemos
y de lo que signifique para nosotros.

Cuando se utiliza con moderación y de una forma consciente, la pornografía puede ofrecer beneficios muy saludables, tanto psicológicos como para nuestras relaciones. Siempre se ha dicho que consumir aquello que a uno le gusta con moderación nos hace bien. Si la pornografía estimula tu apetito sexual o aumenta las posibilidades de que practiques sexo, entonces quizá podría estimular tu vida sexual y proporcionarte mucho placer. También puede ser una forma muy válida de eliminar estrés y una fuente de relajación que beneficiará tanto a tu bienestar psicológico como a tu relación.

Las preocupaciones relacionadas con la pornografía parecen proceder de dos razones principales: la forma en que la utilizamos y lo que significa para nosotros. El principal problema surge cuando la pornografía deja de verse como un entretenimiento o algo que nos ayuda a ampliar nuestros horizontes sexuales y se ve como una verdad sobre sexualidad; cuando la pornografía sustituye a las experiencias sexuales reales, a las relaciones sexuales, o se convierte en una norma inconsciente con la que nos comparamos. La dependencia de la pornografía puede inhibir la capacidad del consumidor para relacionarse con los demás de una forma respetuosa y empática. Existe una pequeña minoría de consumidores que ven pornografía de forma compulsiva y eso puede afectar a su capacidad de tener experiencias reales o incluso relaciones. En ese caso, el uso de la pornografía se convierte en una actitud poco saludable que provoca soledad y aislamiento.

También surgen problemas cuando las personas emplean la pornografía a espaldas de sus compañeros para satisfacer las necesidades sexuales insatisfechas en la relación. Esto puede deberse a la pereza emocional de algunas personas a enfrentarse a los motivos por los que la pareja puede tener problemas sexuales, y en ese caso el uso de la pornografía tendría un efecto negativo en el bienestar emocional de la pareja.

Los hombres que vienen a vernos y nos explican que están en esta situación suelen confesar que ver pornografía a espaldas de sus parejas les provoca muchísima vergüenza y culpabilidad; para ellos es un secreto sucio. Al mismo tiempo, las mujeres que vienen a nuestra consulta pueden haber descubierto que sus maridos están consumiendo pornografía y se sienten muy rechazadas, inseguras de su cuerpo, están enfadadas con sus maridos y juzgan esos «deseos sucios» de sus parejas. En ese caso, la pornografía significa que nuestra sexualidad es sucia (perspectiva tradicional masculina) o que no somos lo bastante buenos en la cama (perspectiva tradicional femenina). Estas visiones provocan que las personas se avergüencen de sus deseos sexuales y son una amenaza para la relación, en especial si no se sienten solo hacia la pareja romántica.

Sin embargo, las parejas podrían descubrir una gran riqueza si prestaran la debida atención a su sexualidad, tanto individual como compartida. Si ambos se responsabilizan de sus necesidades y deseos insatisfechos, pueden transformar el uso de la pornografía y lograr que deje de ser algo que socava la relación para que empiece a ser algo que enriquezca la sexualidad compartida de la pareja, incluso aunque solo uno de los integrantes de la pareja utilice la pornografía activamente para estimular la respuesta sexual de ambos.

Pero, desde luego, el problema más común relacionado con la pornografía es la perspectiva distorsionada que nos da del sexo como la realidad o la norma en la que tenemos que vivir.

El problema aparece cuando la pornografía sienta las bases de lo que es normal durante el acto sexual, lo que se espera del sexo y lo que está de moda.

Cuando la pornografía se normaliza, las personas empiezan a pensar que el sexo real debería ser de esa forma y perdemos el contacto con nuestra expresión sexual natural, saludable, innata, auténtica e inocente. Desde nuestra perspectiva profesional sabemos que eso puede conllevar problemas de autoestima, de erección, de falta de deseo o libido e incluso de aversión al sexo.

Vivir pensando que la pornografía es real es lo mismo que ir al cine a ver la última película de acción de Hollywood y pasearse por ahí pensando que uno puede recrear cualquier escena peligrosa. Es como ver una película en la que aparece una actriz preciosa con un cuerpo supuestamente «perfecto» y creer que, como mujer, también deberías tener ese aspecto. Por suerte, hay muy pocas personas que salgan del cine intentando imitar las escenas de acción que han visto en pantalla, pero todavía hay demasiados hombres y mujeres susceptibles a las imágenes físicas que produce Hollywood que creen que son normales y que reflejan la imagen que ellos deberían dar.

Nuestra percepción del sexo también está influenciada por las imágenes que recibimos. Si tenemos en cuenta que los medios de comunicación son casi un desierto de imágenes de actividad sexual (al contrario de lo que ocurre con el uso masivo que se hace de la seducción sexual), y que no disponemos de ningún banco común de imágenes culturales de expresiones sexuales naturales, las únicas imágenes que recibimos de acción sexual proceden de la pornografía. Y eso coloca la pornografía en una posición muy poderosa.

Es lamentable, pero comprensible, que muchas personas consumidoras de pornografía acaben creyendo que las imágenes que ven en una película son un reflejo de cómo debería ser el sexo y de cómo deberían comportarse sexualmente. Por eso es tan importante recordar que la pornografía es básicamente un entretenimiento que alimenta nuestro subconsciente con imágenes que aumentan nuestra excitación. No es real.

LOS BENEFICIOS DE LA PORNOGRAFÍA

Sin embargo, ver pornografía puede tener sus beneficios. Algunos de ellos pueden estar relacionados con la capacidad de llegar al orgasmo, y otros surgen, sencillamente, del nivel de excitación e intensidad que se crea al ver el material pornográfico.

Parece que ver pornografía también tiene beneficios para la salud, en especial para los hombres.

La mayoría de las personas, en especial los hombres, ven pornografía básicamente para tener un orgasmo y eyacular. Un estudio que se realizó en el año 2003, «Sexual Factors and Prostate Cancer», publicado en el *British Journal of Urology International* (BJUI), demostró que los hombres que eyaculan más de cinco veces por semana tienen menos probabilidades de padecer cáncer de próstata: las toxinas que pueden provocar cáncer de próstata se generan en el tracto urogenital y los hombres las expulsan al eyacular. La eyaculación regular también ayuda a fortalecer el sistema inmune. De modo que eyacular de forma regular —cosa que puede conseguirse viendo pornografía— es beneficioso para la salud, por lo menos para los hombres. Los orgasmos también relajan el cuerpo y generan altos niveles de sustancias neuroquímicas como la dopamina y la oxitocina.

Examinemos también los beneficios más directos de ver pornografía. Según un estudio del año 2013 de la Carnegie Mellon University, en Pittsburg, Pensilvania,[3] ver pornografía puede reducir el nivel de hormonas que producen estrés en el cerebro en casi un 50 por ciento. En el estudio, el coautor, el doctor J. David Creswell, descubrió junto a su equipo que las imágenes sexuales reducen la cantidad de cortisol del cerebro, una hormona que se libera en respuesta al estrés y ayuda a relajar el sistema nervioso. Mientras que el cortisol no es malo en sí mismo, tener niveles demasiado altos continuamente puede aumentar el nivel de azúcar en sangre, cosa que puede provocar diabetes, subir la tensión, cortar la digestión y provocar insomnio. Por eso, tener un orgasmo cuando uno no puede dormir es el remedio perfecto.

La pornografía también puede ayudarte a ampliar tus horizontes sexuales. Al ver las situaciones y comportamientos nuevos que pueden plantearse en una película pornográfica puedes abrir la mente a una mayor gama de posibilidades sexuales. También puede ayudarte a explorar tus fantasías sexuales y te da la posibilidad de aprender e informarte sobre nuevas prácticas sexuales que puedan generarte curiosidad. Si las ves de forma que no te provoquen sentimientos de vergüenza, puede resultar muy tranquilizador descubrir que hay más personas que comparten los mismos deseos que tú y podría ayudarte a aceptarlos. La pornografía puede ayudarnos a normalizar nuestros deseos y fantasías.

Como vivimos en un entorno cultural represivo, uno de los problemas más comunes de la sexualidad es que, a menudo, provoca sentimientos dañinos de vergüenza que llevan a algunas personas a sentir odio por ellas

---

3. Creswell, y otros, «Experimental manipulation of primary sexual reward buffers cortisol responses to psychosocial stress in men». *Psychosomatic Medicine*, 75, 397-403.

mismas. Un poco más adelante exploraremos cómo superar esos doloro-
sos sentimientos, y también veremos un acercamiento diferente y poderoso para aprender a sanarnos a nosotros mismos. Sin embargo, si el uso de
la pornografía puede ayudar a aliviar algunos de esos sentimientos de vergüenza, entonces eso también puede tener un impacto positivo en la relación que mantenemos con nuestra sexualidad.

El uso ocasional de pornografía en una relación
para ayudar a reavivar la llama, si la libido ha bajado,
puede resultar muy útil.

Explorar de forma abierta y sin emitir juicios las cosas que excitan a tu
pareja, invitándola a compartir contigo la clase de pornografía que ve y
verla con él o ella, puede proporcionar muchos de los beneficios de los
que hemos hablado. El uso compartido de la pornografía puede ayudar a
aliviar la vergüenza, aumentar el deseo y la excitación y conocer mejor el
mundo sexual de tu compañero, porque quizá todavía no lo haya compartido contigo. Este uso del material erótico puede resultar curativo y trans-
formador para una relación.

Sin embargo, la dependencia de la pornografía puede provocar problemas. Recuerda que el empoderamiento significa tener más opciones
entre las que elegir (consulta la Introducción de la presente obra). Si la
pornografía es una de las opciones de las que dispones para conectar con
tu energía sexual, puede ser buena para ti. Pero si lo que ocurre es que
acabas dependiendo de ella, entonces no es positivo.

LAS MUJERES EN LA PORNOGRAFÍA

Es importante comentar las distintas formas que tienen de utilizar la pornografía los hombres y las mujeres. Sin caer en una descripción estereoti-
pada, parece justo afirmar que la mayor parte de la pornografía es produ-
cida y consumida por hombres.

*En la pornografía más convencional, las mujeres
son objetos cuyo único papel es el de estimular el placer
sexual del hombre.*

Aunque en las películas vemos muchos planos centrados en el pene y en la eyaculación masculina, no están pensados para estimular el deseo sexual de las mujeres. Al concentrarse en la experiencia masculina, la pornografía convencional invita al espectador a identificarse con el personaje masculino de la escena. El porno convencional, en general, presenta el sexo desde el punto de vista masculino.

Por eso hay tantas mujeres a las que les cuesta identificarse con la escena de alguna forma que pueda estimular su excitación. La representación explícita del sexo de la mayoría de las películas pornográficas no las excita, sencillamente, porque su sexualidad es diferente. Recordemos de nuevo que estamos hablando en términos generales, pues las diferencias entre hombres y mujeres y sus respectivas sexualidades son un invento social que no representa a todos los géneros ni a las diferentes orientaciones sexuales. Sin embargo, y sin ánimo de simplificar mucho la cuestión, podemos afirmar que la sexualidad de hombres y mujeres es distinta por motivos biológicos y sociológicos.

En el caso de los hombres, la estimulación visual conlleva una excitación rápida, y con esa excitación llega el deseo de alcanzar el orgasmo. No tienen que pensar dos veces si quieren o no. Desde una perspectiva evolutiva, suele argumentarse que los hombres están empujados por el deseo de repartir su semilla lo máximo que puedan. Aunque este argumento no es válido por muchos otros factores, las normas sociales siguen apoyándolo mediante el valor que se da a la potencia sexual masculina.

La sexualidad de la mujer es un poco más compleja. Las mujeres suelen necesitar un grado más alto de «narrativa» erótica para identificarse con la situación sexual. Acostumbran a necesitar alguna clase de conexión íntima, preliminares y presencia. La presencia es nuestra capacidad para percibir, sentir y entender nuestras propias sensaciones, emociones y pensamientos, y los de los demás; es la capacidad que tenemos para conectar con el entorno (incluyendo otras personas) y de provocar un impacto significativo en él.

Al contrario de lo que ocurre con la estimulación visual de los hombres, las mujeres suelen excitarse más, en general, mediante una combinación de tacto y presencia.

Desde un punto de vista evolutivo, la explicación es que las mujeres necesitan valorar si su pareja será capaz de cuidar de ellas y de sus hijos cuando aparezcan los tigres con dientes de sable, y eso significa que la conexión y la intimidad adquieren mayor importancia para los patrones de excitación de la mujer.

Es evidente que tanto la sexualidad masculina como la femenina son mucho más complejas que esto y se basan en muchos más factores aparte de los evolutivos. Sin embargo, a causa de un sinnúmero de motivos sociales, ideológicos y biológicos, estas ideas se han adaptado perfectamente a la sociedad fabricando la idea de que «las chicas buenas no están interesadas en el sexo por el sexo». La expresión sexual femenina está definida por una serie de mecanismos de control social que se aseguran de que las mujeres no se dejan llevar por el deseo sexual. Las mujeres han aprendido a reprimir su sexualidad y a pensar que se define por una única pareja masculina. Este es el motivo de que muchas mujeres reaccionen de forma indiferente o negativa a la pornografía, según lo intenso que haya sido el condicionamiento social al que se hayan visto sometidas.

Esto suele provocar que esas mujeres se sientan avergonzadas o juzguen a sus hombres si los descubren viendo pornografía. En esa situación, el juicio que la mujer emite acerca de la pornografía equivale a la relación que mantiene con su propia sexualidad. Su visión del sexo explícito como algo malo y vergonzoso refleja la creencia que ha aprendido de otras personas de forma inconsciente: que su propia sexualidad es mala y vergonzosa. Eso explicaría por qué ella puede sentirse inconscientemente resentida de que él pueda tener algo que ella no puede tener. El hecho de que ella pueda no excitarse con las mismas imágenes que su pareja no significa otra cosa que el hecho de que ella necesite llevar sus deseos a la relación.

Por desgracia, en muchos casos ese suele ser parte del problema. Como resultado de las normas represivas de la sociedad respecto a la sexualidad femenina, las mujeres han ido pasando de ser biológicamente receptivas a ser socialmente pasivas. Han aprendido a renegar de su sexualidad hasta tal punto que ya no saben reconocer lo que realmente las excita, y proyectan su sexualidad reprimida en sus parejas percibiéndola como algo malo.

El hecho de que la pareja consuma pornografía se puede vivir como una traición; hay quien piensa que la otra persona le es infiel porque prefiere ver pornografía que practicar sexo en pareja.

Aunque este pudiera ser el caso en parejas en las que hayan aparecido bloqueos emocionales en el deseo sexual que ambos sienten por el otro, es importante recordar que el hecho de que nuestra pareja sustituya el sexo por pornografía es un aviso para ambas partes de que la dinámica de la pareja no fluye con libertad. Podría significar algún síntoma sexual, pero es más probable que refleje alguna dificultad mucho más general. Si la intensidad sexual adquirida gracias al consumo de pornografía se vierte en la relación para reavivar o estimular el sexo de la pareja, es algo completamente positivo y saludable para ambos integrantes de la pareja.

De la misma forma que ocurre con nuestros deseos sexuales reales, cuanto más sinceros podamos ser en nuestra relación, menos vergüenza sentiremos de quiénes somos y más crecerá y mejorará la relación. Si aceptamos y apoyamos el consumo de pornografía de nuestra pareja, le daremos la posibilidad de verter en la relación todo lo que le proporciona el porno. Si tiene que mantenerlo en secreto, solo servirá para distanciar más a la pareja. Como veremos en el capítulo «Comunicación auténtica» (ver página 171), la comunicación abierta es la clave absoluta para el sexo real.

LA PORNOGRAFÍA Y NUESTRA NATURALEZA ANIMAL

Por suerte, este viejo paradigma de que los hombres consumen pornografía y a las mujeres les ofende es algo que está cambiando cada vez más rápido.

Existe una pequeña cantidad de pornografía, cada vez mayor, hecha por mujeres para mujeres.

En ese material erótico, el placer del hombre no es el objetivo principal y la mujer no suele verse como un objeto. Estas escenas suelen entretenerse más con el despertar sexual de los participantes, y la penetración tiene menos protagonismo que en la pornografía convencional.

Sin embargo, la mayor parte de la pornografía la siguen haciendo hombres para hombres. Y en esas escenas solemos encontrar la clásica actitud patriarcal que insinúa que las mujeres son menos importantes que los hombres. En el mundo de la pornografía se suele cosificar a las mujeres y ellas parecen existir solo para proporcionar estímulos sexuales y placer a los hombres. Se da mucha menos importancia a las necesidades y los deseos de las mujeres. Esa denigración y cosificación desprecia a la mujer y parece sugerir que es correcto tratar a las mujeres de esa forma tan denigrante. Este es el motivo de que muchas mujeres y muchos hombres se sientan emocionalmente horrorizados por la pornografía.

Y aunque la dinámica de género de la pornografía sea inaceptable y no represente para nada la vida real, debemos recordar una vez más que no es de verdad. Solo ofrece una serie de imágenes que estimulan nuestra excitación y nuestra respuesta sexual.

A un nivel más profundo, podríamos decir que la mayoría de la pornografía apela a nuestra naturaleza animal.

El deseo de practicar sexo salvaje y sin ningún filtro, sin conexión alguna u obligaciones, ni sensibilidad o equidad de género, forma parte de nuestra naturaleza animal y nuestro instinto de supervivencia, tanto si somos capaces de aceptarlo y responsabilizarnos de este impulso como si no. Dicho de otra forma: ¿somos capaces de aceptar ese deseo o renegamos de él? Está claro que, cuanto más reneguemos de él, más probable será que lo denigremos.

Tras miles de años de patriarcado, las mujeres han aprendido a negar su naturaleza animal y cultivar su naturaleza emocional. Como resultado han negado su masculinidad interior, esa parte de ellas sexualmente salvaje y cosificadora. En ese sentido, y tal como hemos mencionado al principio de este capítulo, la pornografía no es buena ni mala. Es la forma que tengamos de utilizarla y lo que signifique para nosotros lo que puede impactarnos de una forma positiva o negativa. La pornografía en sí misma solo nos da acceso a aspectos de nuestra sexualidad más libres y sin filtros y a nuestra naturaleza animal, algo que la mayoría de personas, sencillamente, suprime porque esas cosas suelen considerarse culturalmente inaceptables. En ese sentido, la pornografía puede verse como algo positivo y saludable, porque nos ayuda a abarcar todo el espectro de nuestra humanidad.

Pero cuando olvidamos que la pornografía está vista desde una perspectiva masculina y juzgamos nuestra naturaleza animal, puede tener un impacto negativo en nuestra sexualidad.

Y todavía aparecen más problemas cuando pensamos que la pornografía es real y empezamos a utilizarla como inspiración para nuestra sexualidad.

Esto puede parecer muy evidente, pero por desgracia las imágenes derivadas de la pornografía se han infiltrado en nuestra conciencia colectiva y han alterado nuestra forma de ver y sentir el sexo. El hecho de que la expresión sexual siga cubierta de tabús y silencio, incluso en la educación sexual, por no mencionar el imaginario general y público, significa que no tenemos adónde acudir cuando queremos aprender cosas sobre el sexo «en acción». Y entonces es cuando, sin darnos cuenta, la pornografía se convierte en nuestro banco de imágenes, y si lo empleamos sin ser conscientes de sus limitaciones es muy fácil que se convierta fácilmente en el equivalente de lo que es el sexo normal, la verdad sexual. Incluso aunque no la utilicemos activamente, si la pornografía representa el sexo en nuestras mentes, nuestra sexualidad se verá afectada.

Este libro ofrece un antídoto a esta perspectiva tan limitada, y no es prohibiendo la pornografía, sino proporcionando una perspectiva diferente acerca de la sexualidad. Te ayudaremos a descubrir por ti mismo lo que significa el sexo para ti, lo que te excita y cuáles son tus auténticos deseos. Invitaremos a los hombres, y en especial a las mujeres (dado que hemos advertido en nuestra consulta que son ellas las que reniegan más del sexo), a congraciarse más plena y auténticamente con sus identidades sexuales, y a enseñar a sus parejas a comunicarse con claridad y respeto.

Pero de momento vamos a ver de qué formas han impactado las imágenes de la pornográfica en nuestra sociedad y cómo han alterado la forma que tenemos de pensar y sentirnos respecto al sexo.

PORNOGRAFÍA E IMAGEN CORPORAL

El mayor impacto que la pornografía tiene en la sociedad no es la frecuente culpabilidad y vergüenza que rodea a su consumo (en especial en las relaciones monógamas heterosexuales), sino que mucha pornografía crea, de una forma sutil, una perspectiva distorsionada de las cosas que son importantes en el sexo. A través de la pornografía almacenamos una serie de imágenes en la cabeza que creemos que debemos repetir en la vida real. Esto puede ser potencialmente dañino para nuestra imagen corporal, nuestra forma de experimentar el placer, la forma que tenemos de relacionarnos con nuestras parejas y nuestra autoestima.

Ya sabemos que la mayor parte de la pornografía la hacen hombres para otros hombres. Parece darse muy poca importancia a los placeres femeninos aparte del orgasmo, que suele fingirse para alimentar el placer del hombre.

Se cosifica a las mujeres y ellas se comportan de formas
que sirven para aumentar el placer de los hombres en lugar
del suyo propio.

Por ejemplo, hay una gran tendencia a representar mujeres con una disposición infinita a practicar cualquier clase de sexo, incluyendo el sexo anal sin ninguna lubricación aparente. La representación de las mujeres es muy inapropiada, y potencialmente dañina para las mujeres que intenten emular esas actitudes en la vida real.

Y esa continua disposición a practicar sexo no es la única presión que suelen sentir las mujeres cuando se comparan con las chicas que salen en las películas pornográficas. Por ejemplo, de la pornografía también podemos deducir que todas las mujeres están interesadas en mantener relaciones sexuales homosexuales. En realidad, solo el 11 por ciento de las mujeres han tenido experiencias sexuales homosexuales (aunque este número no deja de crecer en ambos sexos), y menos del 40 por ciento han probado el sexo anal.[4]

La industria del porno también demuestra una gran tendencia a elegir actrices que tienen los labios menores de la vulva más pequeños o a las que no se les ven. Según un estudio del Royal College of Obstetricians and Gynaecologists del año 2013,[5] a causa de la modificación digital o cosmética de las imágenes de los cuerpos de las mujeres que aparecen en las películas pornográficas, cada vez hay más mujeres que optan por la cirugía estética genital. Aunque el estudio también aduce la incomodidad y posibles problemas de higiene entre los motivos por los que las mujeres deciden reducir el tamaño de sus labios menores, queda muy claro que el principal motivo por el que algunas mujeres deciden someterse a una labioplastia (un procedimiento quirúrgico mediante el que se reducen los labios menores) es la preocupación que sienten por su apariencia física.

La labioplastia es un gran negocio que no deja de crecer. En 2013, el Servicio Nacional de Salud del Reino Unido llevó a cabo más de 2.000 labioplastias, cinco veces más de las que se hicieron en 2008. Pero como la mayoría de labioplastias se realizan en el sector privado es difícil saber

---

4. The National Survey of Sexual Attitudes and Lifestyles (Natsal III, 2010-2012).

5. Royal College of Obstetricians and Gynaecologists, *Ethical considerations in relation to female genital cosmetic surgery (FGCS)* [pdf]. Disponible en:«tinyurl.com/128apnm». Consultado en mayo de 2017.

cuántas operaciones se hacen en el Reino Unido cada año. Por lo tanto, es muy probable que el número real de labioplastias que se hacen en el Reino Unido sea mucho mayor y, teniendo en cuenta que la intervención media cuesta unas 3.500 libras, es evidente que representa muchos beneficios para las clínicas que ofrecen el procedimiento. Este puede ser el principal motivo por el que los cirujanos deciden hacerla.

La mayoría de las mujeres que solicitan practicarse una labioplastia son menores de 30 años, y como han aprendido en las películas pornográficas que sus labios genitales deben tener un aspecto pulido y simétrico, por desgracia se convencen de que tienen algún defecto «ahí abajo». Cuando, en realidad, no es verdad.

El tamaño, el color y la forma de los labios menores
de la vulva varían tanto de una mujer a otra como
cualquier otra parte del cuerpo, como el tamaño del pecho,
la forma de la nariz o el color del pelo.

En cualquier caso, la mitad de las mujeres tienen los labios menores más grandes que los exteriores. Así que, tanto si tus labios menores sobresalen como si no lo hacen, eres normal. También es normal que uno de los labios menores sea más grande que el otro. Y eso no significa que tengas ningún defecto. Solo es una variación anatómica que forma parte del precioso espectro de los genitales femeninos, de la misma forma que existen distintos tamaños, grosor y forma de penes.

Por eso es tan preocupante que las parejas —normalmente son hombres— hagan algún comentario ofensivo sobre los labios vaginales de la mujer, pues su juicio está basado en las imágenes artificiales que han visto en la pornografía. Y esos comentarios no solo son insensibles, además son potencialmente traumáticos para las mujeres, en especial si no tienen mucha experiencia o son personas con baja autoestima.

También parece que exista una tendencia más preocupante en gran parte de las imágenes pornográficas: las actrices pornográficas tienen muy poco vello púbico o nada. Nosotros escuchamos frecuentemente historias de mujeres, en especial las más jóvenes, que comentan que sus compañeros masculinos se niegan a practicarles sexo oral a menos que se afeiten el vello púbico. Y es la mujer quien debe definir la relación que tiene con sus genitales, y no las parejas controladas por medios dominados por hombres quienes deban decidir esas cosas.

Esta tendencia de vulvas sin pelo y labios más pequeños tiene un lado oscuro potencial. Las niñas no suelen tener labios menores grandes, los labios genitales crecen a medida que la mujer va madurando y se convierte en adulta. Y las niñas tampoco tienen vello púbico. Por lo tanto, podría decirse que una vulva sin pelo y los labios menores pequeños o invisibles emulan un cuerpo femenino inmaduro, una cualidad infantil que desempodera a la mujer y, lo que es peor, crea un mensaje implícito acerca de lo deseables que pueden resultar las niñas en detrimento de las mujeres sexualmente maduras.

La preocupación de las mujeres por sus labios menores no es el único problema que provoca la pornografía. El porno también puede crear una percepción poco realista de los cuerpos de los hombres. Los actores pornográficos suelen elegirse solo por el tamaño de su pene. El pene medio de las películas pornográficas mide entre 18 y 22 cm de largo. En la vida real, el pene caucásico medio mide 14 cm, mientras que el afrocaribeño mide un centímetro más y el asiático un centímetro menos. Después de ver películas pornográficas, muchos hombres se sienten mal en ese sentido, cosa que puede provocar muchas dificultades, como problemas de erección y de baja autoestima.

En el caso de las mujeres, no son solo los labios genitales los que se pueden comparar desfavorablemente con las actrices. Los pechos que aparecen en las películas pornográficas suelen ser grandes y firmes, cosa que a menudo se consigue con ayuda quirúrgica. La mayoría de actrices porno —por lo menos en lo que se refiere a la pornografía general— tiene una clase de cuerpo determinada que es un reflejo exagerado de lo que se supone que debería ser la figura femenina perfecta: pechos grandes, un trasero firme y una cintura estrecha. Tanto la pornografía como los medios de comunicación crean presiones en las mujeres para que se adapten a esa forma de belleza específica, cosa que hace que las mujeres con cuerpos que no encajan con estos criterios tan restrictivos se sientan mal e inseguras de su cuerpo, cosa que es prácticamente una forma directa de perder la libido.

Nosotros te ayudaremos a superar esas sensaciones de inseguridad respecto a tu cuerpo mediante una serie de ejercicios que te permitirán empezar a amar tu cuerpo tal como es.

Las sensaciones negativas derivadas de la comparación con lo que uno ve en la pornografía no se limitan solo al atractivo físico. La pornografía presta poca atención a las sutilezas y los sentimientos del acto sexual y se concentra mucho más en la forma de hacerlo, en especial en el orgasmo, tanto en el caso de los hombres como en el de las mujeres.

Concentrarse continuamente en el orgasmo —en especial, en el caso de los hombres, en la eyaculación— hace que parezca que el orgasmo es el objetivo de la relación sexual.

Y, sin embargo, el principal problema por el que los hombres acuden a algún centro a pedir ayuda o consejo es la eyaculación precoz. Esto suele surgir de las presiones que se imponen ellos mismos, a menudo asociada a las falsas expectativas que se han creado después de ver pornografía.

Y mientras que en las películas pornográficas las mujeres no parecen tener ningún problema para llegar al orgasmo fácilmente solo mediante la penetración, en realidad el 75 por ciento de las mujeres nunca han experimentado un orgasmo de esa forma. Los estudios también afirman que entre el 30 y el 35 por ciento de las mujeres nunca han experimentado ninguna forma de orgasmo.[6] Por suerte, aunque el orgasmo es una experiencia agradable, no tiene por qué ser el objetivo del sexo. Uno de los beneficios del sexo real es que no persigue este modelo de sexualidad basado en el orgasmo y, sin embargo, os permitirá aumentar el placer sexual y alargar las experiencias sexuales.

La pornografía también sugiere que los hombres deberían ser capaces de penetrar a la mujer de forma vigorosa durante una cantidad de

---

6. Hayes y otros, «Original Research-Epidemiology: What Can Prevalence Studies Tell Us About Female Sexual Difficulty and Dysfunction?» *Journal of Sexual Medicine* (3), 589-595.

tiempo infinita y siempre tener el miembro erecto durante el transcurso de cualquier práctica sexual. En realidad, la mayor parte de los hombres eyaculan unos tres minutos después de haber iniciado la penetración, y es natural que a lo largo de cualquier acto sexual prolongado el pene crezca o se encoja en función de lo que esté ocurriendo en ese momento.

La idea de que el pene del hombre tiene que estar siempre erecto —y si no es así quiere decir que el hombre tiene algún problema— es un mito creado, en gran parte, por la pornografía.

Esta presión, generalmente impuesta por uno mismo, ha hecho que muchos hombres se preocupen de la intensidad de sus erecciones. Irónicamente, una de las formas más rápidas de perder una erección es preocuparse por ello. Y, por lo tanto, enseguida se convierte en un círculo vicioso: cuanta más ansiedad sienta el hombre acerca de sus erecciones, más problemas tendrá con ellas.

Pero si alejamos el foco de la forma de hacer las cosas y lo centramos en el placer, surge un modelo de sexualidad distinto que puede ayudar a hombres y mujeres a relajarse, disfrutar más de sus experiencias sexuales y liberarse de las ansiedades relacionadas con el tema. Eso es lo que conseguirás practicando sexo real.

Por desgracia, la industria farmacéutica ha explotado esta vulnerabilidad y la ansiedad de los hombres, y las pastillas como la Viagra y el Cialis se han convertido en una industria multimillonaria. En muchos casos la ayuda farmacológica es maravillosa, pero en muchos otros los problemas son psicológicos y están basados en miedos, y no tienen nada que ver con problemas hormonales o fisiológicos.

Una tendencia reciente en pornografía es la de la eyaculación femenina o *squirting*. Aunque se trata de un fenómeno completamente real, la mayor parte de las eyaculaciones femeninas que aparecen en las películas pornográficas son falsas. A pesar de que nosotros, como terapeutas experimentados, creemos que todas las mujeres tienen capacidad para eyacular, la proporción de mujeres que lo hacen de forma regular es solo del 6 por ciento.[7]

Mientras que la eyaculación femenina es una experiencia fantástica tanto para la mujer como para su pareja, la sensación de que es una especie de novedad o truco circense que la mujer debe hacer a petición de otros genera más presión en las mujeres. Incluso aunque la pareja tenga la capacidad necesaria para ayudar a la mujer a eyacular, la sensación de que dicha pareja está esperando que la mujer eyacule no solo provoca presión, además es una forma sutil de cosificación. Es como si la mujer se convirtiera en un juguete con capacidad para eyacular, o de alcanzar el orgasmo, con el objetivo de masajear el ego de su pareja.

La fascinación por la eyaculación femenina en el mundo de la pornografía es una forma sutil de conseguir que la mujer se parezca al hombre en el terreno sexual.

La eyaculación de la mujer se convierte en un reflejo de la del hombre, cosa que permite que los hombres que lo están viendo se identifiquen con ella de una forma completamente nueva.

La eyaculación femenina se ha convertido en algo popular en la pornografía, en parte, porque se puede ver. Los gemidos de placer orgásmico de una mujer —normalmente fingidos ante las cámaras— han empezado a ser insuficientes para satisfacer el apetito del espectador que quiere ver un clímax en una película pornográfica. De ahí que el sexo pornográfico tenga que ver con todo aquello que se ve, con lo que pueda captar una cámara, más que con cualquier interactuación más sutil entre los protagonistas de la escena. Por lo tanto, existe una predisposición a ofrecer penetraciones vigorosas en las que el pene entra con fuerza en la vagina, el ano o la boca; la pornografía crea el mito de que «los penes más grandes penetrando con fuerza consiguen el mejor sexo». Los movimientos menos evidentes, como la rotación de la pelvis cuando el pene está dentro de la vagina de la mujer,

---

7. Kratochvíl, S., «Orgasmic Expulsions in Women». *Ceskoslovenská psychiatrie* 90 (2), 71-77, 1994.

no quedan tan bien ante la cámara y suelen ignorarse. Y a pesar de que el sexo duro puede resultar placentero, si esa es tu definición de lo que es sexo real, es extremadamente limitada. Con el sexo real ocurre lo contrario, pues sus sutilezas provocan una mayor intensidad sexual y dan más placer a todos los implicados en la relación sexual.

El estudio que se hizo en la Universidad de Cambridge en el año 2014 y valoraba los efectos de la pornografía en el cerebro de las personas, también descubrió que el 50 por ciento de los sujetos, cuya edad media era de 25 años, sufrían de problemas eréctiles en la vida real pero no les pasaba lo mismo mientras veían pornografía.[8] Esto podría sugerir que los problemas surgen cuando el hombre se enfrenta al desafío de interactuar a nivel sexual con otro ser humano, mientras que la estimulación sexual de la pornografía no provoca esa clase de problemas. Aunque todavía no hay pruebas definitivas de ello, parece posible que la pornografía sea, en parte, responsable de una generación de jóvenes con menos capacidad para interactuar con los niveles de intimidad más profundos que nos invita a explorar una relación sexual interpersonal significativa. En consecuencia, estas personas se están alejando cada vez más de relaciones reales para esconderse en un mundo de sexo virtual.

Según un estudio reciente de la Asociación de Planificación Familiar de Japón, las personas menores de cuarenta años están perdiendo el interés no solo por el sexo, sino por salir con otras personas.[9] El problema está tan extendido que los medios de comunicación japoneses le han puesto nombre: *sekkusu shinai shokugun*, o síndrome del celibato. El estudio de 2013 descubrió que un 45 por ciento de las mujeres de entre 16 y 24 años no estaban interesadas en el contacto sexual o lo odiaban. Y un poco más de un cuarto de los hombres opinaba lo mismo. Claro que el consumo de pornografía podría ser solo uno de los muchos factores que contribuyen a

---

8. Voon y otros, «Neural correlates of sexual cue reactivity in individuals with and without compulsive sexual behaviours». *PLOS One* [e-journal] 9 (7), 2014. Disponible en: «tinyurl.com/m5fono5». Consultado el 20 de marzo de 2017.

9. Haworth, A., *The Guardian*, «Why have Young people in Japan stopped having sex?» (20 de octubre de 2013) *[online]*. Disponible en: «tinyurl.com/zps34ch». Consultado el 20 de marzo de 2017.

este declive de la autoexpresión sexual pero, por lo menos en Japón, los números son claramente significativos.

LA CUESTIÓN DE LA ADICCIÓN
A LA PORNOGRAFÍA

Además de los problemas personales y sociales que puede provocar la pornografía, también empieza a preocupar la adicción a la pornografía. Aunque esta adicción todavía no está confirmada, el estudio del año 2014 que se hizo en Cambridge (ver página 54) sugería que ver pornografía de forma compulsiva puede provocar adicción. El estudio demostraba que aquellos usuarios que consumían pornografía de forma compulsiva cada vez querían ver más, pero eso no significaba que sintieran más deseo sexual por otra persona. De hecho, el estudio observaba que se enganchaban al porno, pero no sentían las mismas ganas de practicar sexo en el mundo real. Y esto se ha comparado a lo que puede ocurrirle a un drogadicto que quiere consumir más droga pero que no disfruta del consumo.

El estudio utilizó a un grupo de individuos «normales» y los estudió para compararlos con un grupo de consumidores compulsivos de pornografía. Con esta prueba parecieron demostrar el potencial de la adicción a la pornografía en sujetos predispuestos a comportamientos compulsivos. Aunque esto no es necesariamente indicativo de que el consumidor medio tenga que convertirse en un adicto.

Parece que la adicción a la pornografía está menos
relacionada con la adicción y más asociada
a los comportamientos compulsivos.

Ver pornografía o masturbarse también puede convertirse en una obsesión parecida al Trastorno Obsesivo Compulsivo (TOC). Si alguien siente una necesidad excesiva de ver pornografía hasta el punto que interfiere con la capacidad del individuo para llevar una vida normal —conservar un trabajo, mantener una relación de pareja saludable o disfrutar de experiencias sexuales reales—, es evidente que se ha convertido en algo perjudicial y sería recomendable que buscara ayuda de una forma u otra.

Aplicar la etiqueta de «adicto» a algunas personas podría resultar contraproducente y podría darles una excusa para seguir con su comportamiento inapropiado escudándose en el siguiente argumento: «No puedo evitarlo: soy un adicto». Sin embargo, para otros, descubrir que son adictos a la pornografía puede ser tranquilizador y podría darles la sensación de que no están solos. Organizaciones como Sexólicos Anónimos o Adictos al Sexo y al Amor Anónimos ayudan a muchas personas ofreciéndoles una salida a la dependencia y proporcionándoles una red de apoyo de individuos afines a ellos que comparten el mismo camino. Muchas otras personas encuentran ayuda en la psicoterapia, consejeros, grupos de apoyo espiritual u otras redes de apoyo o, sencillamente, hablando con su pareja o sus amigos.

CUANDO CREEMOS EN LA PORNOGRAFÍA

La pornografía en sí misma no es ni buena ni mala. En general solo representa un aspecto salvaje de la sexualidad, predominantemente masculina. Si la entendemos de esta forma, puede proporcionarnos placer y otras ventajas relacionadas con la salud y el sexo, tanto para el usuario como para su pareja. Los problemas surgen cuando la pornografía se convierte en la principal forma de expresar la propia sexualidad, alrededor de la que formamos nuestra identidad sexual. Y esto es lo que estamos empezando a ver en las personas —especialmente menores de treinta años— que han crecido con la disponibilidad de pornografía en la Red, cosa que no existía en anteriores generaciones.

En ese caso, la pornografía adquiere una mayor capacidad para afectar nuestra imagen corporal y nuestra autoestima, e influir en la forma en que creemos que deberíamos practicar sexo.

La pornografía ha generado presión, tanto a hombres como a mujeres, y la mayor consecuencia de ello es que nos desconectamos de nuestro propio placer.

Nuestra forma de practicar sexo se ha convertido en una referencia para valorar si tenemos una buena vida sexual. La importancia que le damos a la forma en que hacemos las cosas en la cama nos hace vivir encerrados en nuestra mente y desconectados de lo que está sintiendo nuestro cuerpo.

Cuando estamos desconectados de nuestro cuerpo, también perdemos de vista nuestra identidad sexual.

Este es el mensaje más simple y a la vez más profundo de este libro.

Además, como la pornografía suele verse desde la limitada y estereotípica perspectiva masculina y la respuesta sexual femenina no acostumbra a proceder de la estimulación visual sino del tacto y la presencia, la sexualidad femenina no está bien representada. La mayoría de mujeres no se reconocen en las películas pornográficas, y tampoco encontrarán una alternativa con una representación positiva de su sexualidad. Los mensajes sobre su sexualidad que han recibido de sus padres, la iglesia o la sociedad se resumirán, básicamente, con la frase «las chicas buenas no practican sexo» y, por lo tanto, viven desconectadas de su sexualidad.

Este es uno de los aspectos más importantes del crecimiento de la sociedad contemporánea. Mientras las mujeres sigan desconectadas de su sexualidad, seguirán proyectando la potencia, el poder y, básicamente, la agresividad en los hombres, que se quedarán atrapados en esa proyección y serán incapaces de conectar con su sensibilidad; entretanto, las mujeres seguirán siendo pasivas y resentidas. Ni hombres ni mujeres serán capaces de llegar a un plano donde ambos puedan mostrarse sensibles y potentes, una combinación que pueda reflejarse en el conjunto de la sociedad.

Una de las cosas más fascinantes del sexo
es que es un microcosmos de valores sociales.

Entonces ¿la pornografía es mala? ¿Los gobiernos deberían intentar censurar y limitar su distribución, como ha hecho el Reino Unido en los últimos años? La mayor parte de la pornografía ofrece una visión distorsionada del sexo, pero eso no significa que tenga que ser vilipendiada. Lo que necesitamos no es que se prohíba la pornografía en la Red, sino que ofrezca una nueva representación de la sexualidad. Necesitamos que ofrezca nuevas imágenes, otro lenguaje y una perspectiva diferente para que hombres y mujeres puedan tener una relación más sana con ella y, lo que es más importante, con su sexualidad dentro de la sociedad. Esto también significa que necesitamos que se produzca más pornografía alejada del antiguo paradigma de poder masculino y sumisión o servilismo femenino, con una nueva perspectiva de empoderamiento femenino y un hombre más presente.

LAS
SIETE CLAVES
DEL
SEXO REAL

E n los siguientes capítulos explicaremos las siete claves del sexo real, además de ofrecer una serie de ejercicios que podrás hacer tú solo o en pareja. Te recomendamos que antes de hacer cada ejercicio leas todo el capítulo en el que está incluido.

Pistas de audio

Puedes descargar pistas de audio en inglés gratuitas con instrucciones para cada uno de los ejercicios de nuestra página web: www.mazantilousada.com.

Pincha el enlace donde pone *Real Sex* y accede al contenido con la contraseña *intimate*.

Cómo hacer los ejercicios utilizando solo el libro

Si haces los ejercicios utilizando solo las instrucciones del libro, puedes hacerlos paso a paso, leyendo las instrucciones a medida que vas avanzando: no tienes por qué leer todo el ejercicio antes de empezar.

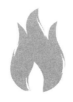

CLAVE 1:
COMPRENDE TU DESEO

Vamos a empezar este capítulo haciéndonos algunas preguntas aparentemente sencillas. ¿Qué es el sexo? ¿Por qué quieres practicar sexo? ¿Cuál es la naturaleza del deseo? Si queremos comprender la naturaleza de nuestros deseos es importante que comprendamos estos principios fundamentales. Sin embargo, las respuestas son más complejas de lo que parece.

LAS EXPECTATIVAS CULTURALES CONTRA EL AUTÉNTICO DESEO

Las respuestas que solemos dar a estas preguntas suelen estar relacionadas con lo que nos enseñaron a creer. Estas creencias pueden venir de nuestra familia, nuestros conocidos, la cultura en la que vivimos, el estrato social en el que nos desenvolvemos, nuestro entorno religioso o espiritual, nuestras escuelas y nuestros profesores. Hoy día, y mucho más que antes, vivimos bombardeados por los mensajes que nos lanzan los medios de comunicación desde las revistas, los periódicos, la publicidad y, de una forma menos directa, la pornografía (ya sea directa o indirecta, dura, erótica o implícita, tal como la utiliza —y cada vez más— el mundo de la publicidad). Y nosotros absorbemos estos mensajes continuos y a menudo subliminales, no importa lo mucho que nos repitamos que no queremos vivir sujetos a esos patrones. Es una consecuencia inevitable de la vida moderna. Teniendo en cuenta todas estas influencias implícitas —en algunos casos, explícitas—, es razonable asumir que, hasta que las examinemos verdaderamente, es más probable que nuestras creencias sobre sexualidad reflejen más las visiones de otras personas que las nuestras. Esto es especialmente cierto por lo que se refiere a los mensajes recibidos durante la infancia. Es en esos primeros años de formación cuando aprendemos las primeras cosas sobre sexo y sexualidad, cuando se establecen las bases de nuestras creencias. De niños —y muy a menudo también de adultos— tendemos a aceptar las cosas que nos dicen los demás sin cuestionarlas, no las analizamos debidamente ni las exploramos para decidir si nos parecen bien. Y estas creencias suelen tener un gran impacto en nuestra sexualidad, a menos que elijamos cambiarlas de forma consciente.

Cuando nuestros deseos internos entran en conflicto con las creencias que nos han inculcado otras personas suelen surgir problemas.

¿Y si tu sexualidad es diferente de lo que te han enseñado a considerar «normal»? ¿Y si nos han dicho que practicar sexo prematrimonial está mal, pero nosotros deseamos a una persona con la que no queremos casarnos? ¿Y si el sexo homosexual está mal pero nosotros no lo sentimos así? ¿Y si deseamos una clase de sexo que hemos aprendido que no es «correcto»? ¿Qué pasa cuando sentimos el deseo de explorar prácticas sexuales poco convencionales o fetichistas, o si tenemos fantasías «ilícitas», como practicar sexo con más de una persona o que nos obliguen a practicar sexo?

Podemos sentirnos mal si no nos permitimos dar rienda suelta a nuestros deseos sexuales. La cultura moderna, en especial la pornografía, enfatiza la expectativa de ser sexual y demostrar disposición a estar sexualmente disponible. Quizá pensemos que deberíamos sentirnos sexis, pero no conseguimos encontrar esa sensación en nuestro interior. Quizá no sepamos cómo sentirnos, ser o actuar sexualmente.

Por eso hay tantas personas que se sienten atrapadas en una lucha entre los medios de comunicación contemporáneos y los residuos de las improntas religiosas y culturales; como si se esperara de ellas que estén constantemente excitadas y dispuestas a practicar sexo y, al mismo tiempo, reprimidas por el tabú de su impulso sexual innato.

A menos que elijamos aceptarlo de forma consciente, nuestro deseo natural acostumbrará a verse afectado por el miedo a «pasarnos» o «no llegar». Es probable que vivamos este fenómeno como una desconexión o falta de harmonía entre las creencias que hemos aprendido (a menudo de niños), lo que pensamos que se espera de nosotros y lo que sentimos que es nuestra propia «verdad».

El conflicto interno entre lo que queremos y lo que pensamos que deberíamos querer puede ser profundamente doloroso.

Uno de los pasos más importantes para practicar sexo real es comprender tus deseos, permitirte expresarlos y aceptarlos como algo natural y sano. En esencia, es improbable que las creencias que hemos absorbido de otras personas reflejen nuestros auténticos deseos sexuales.

Si seguimos creyendo que la sexualidad de los demás es un reflejo de nuestros deseos, es probable que estemos limitando el placer sexual que podemos sentir entregándonos a una gama más amplia de experiencias. Cuando nos demos cuenta de que es muy probable que todo lo que pensamos sobre sexo esté influenciado por los mensajes confusos que nos lanza nuestra cultura acerca de cómo deberíamos sentirnos, podremos empezar a dilucidar cuál es nuestra verdad.

Nos centraremos en este aspecto con más detalle en el capítulo «Dar permiso» (ver página 198).

¿QUÉ ES EL SEXO?

Centrémonos en la pregunta más básica de las que nos hemos hecho antes: ¿qué es el sexo? Cuando hacemos esta pregunta a nuestros pacientes nos contestan cosas sorprendentemente diversas. La respuesta más común es que el sexo consiste en la penetración del pene en la vagina. Para otras personas la definición incluye otros tipos de contacto genital, como el sexo oral o la estimulación de los genitales con los dedos o juguetes. Es muy común que la percepción del sexo se centre predominantemente en los genitales y suela ignorarse el resto del cuerpo. Esto significa que el contacto o la estimulación de cualquier otra parte del cuerpo que no sean los genitales se ve o bien como una pérdida de tiempo o, sencillamente, como un preámbulo necesario para llegar al «acontecimiento principal»: la penetración o el contacto genital.

Pero, antes de abalanzarnos sobre los genitales para excitarnos, es importante recordar que también tenemos muchas otras partes del cuerpo capaces de experimentar placer y que tienen carga erótica. Ignorarlas no solo estaría limitando nuestra forma de experimentar placer, también limita lo que entendemos por sexo.

También puede haber confusión entre lo que es el sexo y la desnudez. Hay quien dice que la desnudez, o por lo menos la desnudez parcial, es necesaria para practicar sexo. También hay quien alberga la idea de que si nos quitamos la ropa es porque vamos a practicar sexo. Es casi como si no se pudiera confiar en que podamos estar desnudos sin que nos asalten esos instintos primitivos. En algunas zonas de Europa, como en Alemania o Escandinavia, demuestran una actitud mucho más relajada hacia la desnudez, y tienen saunas mixtas y otros espacios lúdicos que frecuentan desnudos. En países como el Reino Unido y Estados Unidos hay tanta confusión entre la desnudez y el sexo que la desnudez mixta está mal vista o, directamente, prohibida. Es importante analizar estos dos aspectos tan distintos para que entendamos que podemos estar desnudos sin practicar sexo y, al mismo tiempo, también podemos practicar sexo sin necesidad de quitarnos la ropa.

Por ejemplo, es posible que alguna vez hayas estado en alguna discoteca o bar donde has tenido contacto con otra persona, o hayas visto a otras personas relacionándose de formas extremadamente sexuales pero sin que nadie se haya quitado la ropa. Si eres una persona celosa te resultará más fácil imaginarte a tu pareja en una situación similar. Es probable que puedas imaginar comportamientos que tu pareja haya podido tener en una pista de baile en los que no estuviera desnuda, pero que tú interpretaras como altamente sexuales y con los que no te sintieras cómodo.

En realidad, cuando hablamos de sexo real es posible experimentar sexo y alcanzar el orgasmo sin necesidad de tocar a tu pareja siquiera, esté vestida o no, simplemente, conectando con la energía sexual que hay entre ambos, así que es importante remarcar que ni la desnudez ni el contacto físico son necesarios para hacer cosas que puedan percibirse como sexuales.

Muchas personas tienen lo que solemos denominar fetiches, objetos o actividades asociadas a una carga erótica muy fuerte. Tomemos como ejemplo a un fetichista de los pies o de los zapatos. Para esas personas, la idea de lamer los pies o los zapatos de alguien basta para crear no solo un fuerte deseo y una gran excitación, sino incluso una respuesta orgásmica. De igual forma, hay personas que experimentan excitación sexual entregándose a otras actividades como los azotes o los latigazos o dejando que las aten. Habrá quien no sienta ningún interés por estas actividades o a quien le generen rechazo, pero para otras personas son actividades altamente sexuales. Muchas personas acuden a clubes sexuales o a profesionales del sexo para disfrutar de experiencias en las que no hay ningún contacto directo ni estimulación, pero con las que se excitan mucho.

Lo que intentamos decir con todo esto es que no existe una forma de definir lo que es el sexo, excepto lo que cada uno de nosotros piensa que es. Un punto de vista similar fue refrendado por el juez Potter Stewart en una sentencia muy famosa en un caso que se juzgó en la década de 1960 en Ohio. En dicho caso debía decidirse si la película francesa *Los amantes* (*Les amants*) debía prohibirse en dicho Estado aduciendo que era una película obscena porque era pornográfica. Y él arguyó:

No voy a intentar definir la clase de material que entiendo debe enmarcarse en esta descripción taquigráfica (en este caso, pornografía dura); y quizá no consiga hacerlo nunca.
Pero la reconozco cuando la veo.

JACOBELLIS CONTRA OHIO, 1964

Quizás esta sea la definición más razonable de sexo que exista. Ya hemos visto que para distintas personas el sexo implica actividades diferentes, de muchas clases y sin ninguna relación aparente, tantas que se hace imposible definir lo que es el sexo. Se puede decir, más bien, que el sexo está relacionado con la energía, las intenciones y los motivos que hay detrás de la actividad. En consecuencia, el sexo tiene menos que ver con lo que hacemos y más con por qué lo hacemos.

El sexo es una clase de energía que todos reconocemos cuando la sentimos.

También podemos aplicar esta descripción al orgasmo, una descripción que es infinitamente más precisa que la descripción clínica que lo define como una sencilla eyaculación o la contracción de ciertos músculos del suelo pélvico y la dilatación de ciertos vasos sanguíneos. Hablaremos con más detalle de todo esto en el capítulo «Un placer, no una actuación» (ver página 224).

EL SEXO ES ENERGÍA: SENSUAL CONTRA SEXUAL

Para explorar la calidad del sexo —la energía que sentimos y el motivo por el que deseamos ciertas experiencias sexuales— tenemos que analizar cómo sentimos y experimentamos el sexo en el cuerpo.

El sexo es una energía que se experimenta con el tiempo, como un proceso. Experimentamos diferentes sensaciones y nos encontramos en distintos niveles: o bien no nos sentimos nada sexuales, o nos sentimos muy excitados o a punto de alcanzar el clímax. Pero esto es solo lo que ocurre en la mente, la forma que tiene el cerebro de interpretar un impulso físico: advertimos cierto tipo de deseo en el cuerpo y decidimos si queremos dejar que aumente o no, dependiendo de si el impulso y las circunstancias son las apropiadas. Esto suele ocurrir a nivel inconsciente, por lo que son nuestro estado de ánimo, la mente y nuestras creencias sobre el sexo los que determinan si nos permitimos el deseo de excitarnos del todo o no, si nos permitimos acceder a esa energía.

O sea que la energía sexual es una energía latente que no tiene inicio ni final. Simplemente, es.

La energía sexual es nuestra fuerza vital.

Fluye por el cuerpo de una forma tan natural como late el corazón o funcionan los órganos. La pregunta es: ¿nos permitimos sentir esa energía y la dejamos acceder a nuestra mente consciente? ¿Cuándo detenemos nuestra energía vital y la reprimimos? ¿Cuánto sexo podemos practicar antes de empezar a corregir nuestra experiencia? ¿Dónde está nuestro umbral?

Es importante comprender que, como la energía sexual es nuestra energía vital, podemos conectar con ella en todo momento. Ya está ahí, esperando a que accedamos a ella, que la sintamos y la expresemos.

Esta relación vital cuerpo-mente constituye el núcleo del sexo real.

El sexo tiene que ver con una gran variedad de actividades, pero todas comparten una cosa: la energía que surge en nuestro interior, la experiencia de sentirla. Como ya hemos mencionado antes, esta energía puede pasar de no sentirse en absoluto a intensificarse muchísimo. ¿Cómo ocurre esto? ¿Cómo creamos el flujo de deseo que nos permite experimentar el sexo como un proceso? La clave es comprender la diferencia entre la energía *sensual* y la energía *sexual*. Son dos energías diferentes pero muy conectadas, y ambas son de vital importancia para comprender nuestro deseo.

La energía sensual está relacionada con la experiencia procedente de nuestros sentidos, el olor, el tacto, el gusto, el sonido y una percepción sensorial. La sensualidad es una experiencia de todo el cuerpo en la que todas las partes del cuerpo y todos los sentidos son capaces de experimentar placer, y una experiencia sexual se define como una sensación de bienestar general.

Como la sensualidad nace de los sentidos, es una
experiencia del presente que no tiene prisa por desaparecer.

Por eso podemos ser sensuales en situaciones en las que la energía sexual sería inapropiada: podemos mostrarnos tiernos con nuestros amigos, hijos y mascotas. En relación con los demás la energía sensual es, en primer lugar y lo más importante, una energía de conexión. Nos acerca a la presencia de la otra persona (nuestra pareja), y eso nos provoca una sensación de bienestar. Neurológicamente, se activa nuestro sistema nervioso parasimpático, y eso nos hace sentir relajados, cariñosos y abiertos.

La energía sexual es muy distinta. Aunque podamos sentirla en todo el cuerpo, tiene un epicentro específico que le confiere una cualidad particular. Este epicentro se siente principalmente en los genitales y esa es la zona que capta más atención a pesar de que puedan estimularse otras partes del cuerpo. Además, la energía sexual se carga de forma innata con una intensidad creciente. Tenemos la sensación de que la energía sexual quiere ir a alguna parte: quiere alcanzar el orgasmo y descargar la energía. Al contrario que la energía sensual y su presencia, la energía sexual parece que tenga una meta. Básicamente es un impulso, es la energía vital que quiere expresarse. En ese momento, la conexión y el bienestar pasan a ser secundarios, se ven desplazados por la necesidad de alcanzar el placer definitivo. Podemos llegar a tener la sensación de que algo —la propia energía— toma el mando. Y al final nos rendimos al orgasmo, y al hacerlo nos rendimos a algo más grande y más poderoso que nosotros mismos.

Para nosotros, el sexo verdaderamente satisfactorio es una interacción entre las energías sensuales y las sexuales. Es, al mismo tiempo, la presencia encarnada con la otra persona y la energía vital que busca la forma de expresarse hasta llegar a la rendición. Si pensamos que el sexo solo es un contacto genital que nos conduce al orgasmo nos quedamos atrapados en una idea muy simplificada del sexo, que es justo lo que hace la pornografía. Y eso nos priva del placer de la conexión energética que se experimenta en ese momento. Como consiste en una mezcla de energía sensual y sexual, el sexo puede ser un flujo energético que se experimenta en todo el cuerpo y nos conecta a la otra persona. Y para que eso suceda, debemos dejar que emanen y se expresen las energías sensuales y sexuales.

La sensualidad nos da la capacidad para conectar,
y la sexualidad, la necesidad de entregarnos.

Es justo en ese punto cuando la conexión entre cuerpo y mente se pone interesante. Cuando empezamos a notar cómo crece el deseo en nuestro interior, nuestra mente valora cuánta conexión o entrega podemos permitirnos experimentar en cada situación. Para entender nuestro deseo, tenemos que comprender que las energías sensuales y sexuales forman parte de nuestra expresión sexual. ¿Con cuál de las dos nos sentimos cómodos y con cuál nos gustaría expresarnos con más plenitud?

EL SEXO NO ES LINEAL

El sexo tiene más que ver con cómo y por qué hacemos lo que hacemos, y es una suma de la energía sensual y la energía sexual. Limitar las definiciones de sexo, tanto si lo hacemos a causa de nuestros juicios internos como debido a normas sociales asimiladas, limita nuestra comprensión de lo que le permitimos al sexo y, por lo tanto, reprime las posibilidades de todo lo que podría darnos placer. Por eso no deberías aferrarte con demasiada intensidad a cualquier noción preconcebida que puedas tener sobre sexo, porque es muy probable que esas ideas te impidan ver, sentir y experimentar la sexualidad fuera de los estrechos confines de esa comprensión.

Cuanto más amplia sea nuestra definición de sexo, mejor entenderemos que el sexo no es un proceso lineal. Muchas personas piensan que el sexo empieza en los preliminares, sigue con la penetración y termina con un orgasmo. Eso es lo que solemos ver en las películas pornográficas. El orgasmo, por lo menos en el caso de los hombres, acostumbra a verse como el final de la película; la eyaculación masculina, conocida como «el plano del dinero» en el mundo de la pornografía, es, literalmente, el clímax de la película. (Si un actor porno no eyacula, no cobra.) Y eso puede llevarnos a la impresión de que el sexo debe conducir al orgasmo, que es su conclusión natural.

Esta creencia tan restrictiva reprime nuestra capacidad de comprender lo que es sexual y lo que es realmente nuestro deseo. Lo más normal es que las personas crean que el sexo debe ir en dirección ascendente hasta que conseguimos liberar la energía, y después podemos descansar. Es casi como si, cuando empezamos a sentir la energía sexual, decidiéramos que la energía debe aumentar, que las acciones y los comportamientos correspondientes también deberían aumentar, que la «presión», si lo prefieres, debe crecer hasta que algo estalle, normalmente en forma de orgasmo, ya sea para uno de los dos o para ambos integrantes de la pareja.

Esta idea lineal del sexo limita nuestra capacidad para experimentarlo como un flujo natural de energía en nuestro sistema corporal, en lugar de dejar que el sexo sea lo que sea que sientas y desees expresar en cada momento, contigo mismo o con otra persona. Podría ser una experiencia que comienza con abrazos y arrumacos y sigue con caricias tiernas y besos suaves y tiernos. Eso podría provocar energía sensual. A partir de ahí, el momento podría adoptar una cualidad más sexual que, a su vez, podría conllevar besos apasionados y quizás alguna expresión centrada en los genitales, o volver a más abrazos y a una energía más suave y tierna.

Lo que queremos decir es que no existe una forma correcta de practicar sexo.

No existe una secuencia lineal de momentos o acciones definida ni requerida que definan lo que es sexo real.

En un momento, la cualidad de la energía puede ser una que, a su vez, podría convertirse en otra clase de energía; o quizá no. Ambas cosas son correctas. Si volvemos a plantearnos la pregunta sobre cuál es nuestro auténtico deseo, es importante comprender que, sea cual sea el deseo que tengas en cada momento, estará bien siempre que lo expreses de una forma sana (enseguida exploraremos qué significa eso). Solo es energía que se mueve por tu sistema y que quiere ser expresada.

El sexo no tiene nada que ver con muchas otras actividades que hacemos en busca de un resultado concreto: hacer algo, trabajar, hacer deporte, cocinar, etc. Idealmente, el sexo es algo que hacemos por el placer de hacerlo. Como tocar un instrumento musical o bailar, el objetivo no es acabar cuanto antes, sino disfrutar de la experiencia. Hay pocas composiciones musicales que no paran de crecer y crecer hasta alcanzar un crescendo y terminar de golpe. Quizá pueda ser agradable escuchar una composición como esa de vez en cuando, pero si toda la música fuera igual nos aburriríamos muy rápido. Algunas composiciones musicales tienen un tempo que va aumentando, otras van disminuyendo; las sinfonías se componen de una mezcla de movimientos rápidos y lentos.

No existe una fórmula correcta de componer música, igual que no existe una forma correcta de practicar sexo.

Lo que hace que una composición musical resulte agradable es el flujo de un movimiento a otro. Esa transición puede ser suave y lenta, con un ritmo gradualmente creciente o dulce, o puede contener un cambio repentino de una clave a otra y crear un contraste en la experiencia que provoque un placer repentino.

Y lo mismo ocurre con el sexo. Es el flujo entre las cualidades de las caricias o de las conexiones, el cambio entre sentir al otro y la fusión con la pareja, o el cambio de ritmo, de rápido a lento y a la inversa, lo que provoca una placentera variedad de sensaciones que nos llevan a disfrutar del sexo real.

Ahora podemos aclarar otro mito: el orgasmo no es el objetivo del sexo.

Si eso fuera cierto, se consideraría que quienes más rápido llegan al orgasmo son los mejores amantes. Y es evidente que no es el caso. El orgasmo solo es una de las muchas experiencias sexuales de las que podemos disfrutar. Es cierto que, normalmente, es una experiencia particularmente placentera, pero no tiene por qué considerarse más importante que cualquier otro momento del acto sexual y, desde luego, tampoco es un barómetro que podamos utilizar para medir nada.

PERO ¿POR QUÉ QUEREMOS PRACTICAR SEXO?

Una vez redefinido el sexo, no como un acto, sino como una cualidad de la energía, como un «cómo» en lugar de un «qué», debemos comprender por qué queremos experimentar esa clase de energía. ¿Qué es lo que nos empuja a practicar sexo? Comprender esto te ayudará a hacerte una idea más clara de la clase de sexo que quieres practicar y de cuáles son tus verdaderos deseos.

El motivo más básico y culturalmente aceptable por el que queremos practicar sexo es el de la función biológica: la procreación. Esta sigue siendo la filosofía que explica el modo en que nuestra comunidad médica afronta lo que entiende por «disfunciones sexuales», como la disfunción eréctil, los problemas para alcanzar el orgasmo, el dolor genital, etc. La única preocupación es que se pueda llevar a cabo la penetración y la consecución del orgasmo. Las terapias sexuales convencionales también proceden del modelo médico, en su mayor parte, y tienden a intentar resolver las disfunciones en vez de guiar a los pacientes en la búsqueda del placer.

Esta misma actitud la encontramos en la educación sexual que se imparte en las escuelas, en la que se concentran en evitar los «peligros» del sexo: enfermedades de transmisión sexual y embarazo. En ambos casos se quita importancia o se ignora del todo el placer sexual. Existe muy poca información y muy poco consejo referente a este tema. Como terapeutas, nosotros pensamos que en el Reino Unido no tenemos una verdadera «educación sexual», solo algo que podríamos llamar «educación de la reproducción».

Y si nos concentramos en evitar esos «problemas», ¿qué pasa con el placer sexual? ¿Cómo debemos sentirnos cuando deseamos practicar sexo por placer? Mientras sigamos sin hablar sobre el placer y el deseo de forma abierta y auténtica, seguirán siendo factores motivados por las historias basadas en el miedo u otras presunciones culturales. Como, por ejemplo, la idea de que, si tenemos una relación, solo deberíamos querer practicar sexo con nuestra pareja y con nadie más; en otras palabras, estamos ante el confinamiento de una relación convencional y monógama. Y esto supone una gran presión para nuestra experiencia sexual interna, porque, en realidad, no se nos permite hablar de ella.

La sociedad espera que sintamos deseo,
pero solo con y para nuestra pareja.

Esto significa que nuestro deseo sexual no fluye de forma natural.

Y cuando empezamos a arrojar luz sobre los motivos por los que queremos practicar sexo, nos damos cuenta de que implica una compleja gama de motivaciones internas. Algunas las podemos admitir, pero otras las hemos borrado de nuestra conciencia de forma inconsciente.

Por ejemplo, hay muchas personas que dicen que el sexo por placer es el motivo más común por el que lo practican. Podrían hacerlo para sentirse sexis y vivos, como forma de reducir el estrés y la tensión corporal, para sentir la cercanía física y emocional de su pareja, o podría abarcar una amplia gama de prácticas sexuales que estimulan necesidades más conscientes, como la excitación provocada por algún tabú, prácticas fetichistas o aventuras sexuales.

Por otra parte, hay personas que mantienen relaciones convencionales que practican sexo porque creen que deben hacerlo, es decir, sienten lo que se espera que sientan, y eso se convierte en una forma de darle estabilidad a la relación. Esta suele ser —no siempre— la visión que tienen las mujeres que mantienen una relación heterosexual monógama, en la que el marido o compañero masculino parece tener un mayor apetito sexual.

En ambos casos, el deseo de practicar sexo es potenciado por una necesidad subyacente. Sin embargo, no todas las razones o motivaciones para practicar sexo son iguales. Podemos dividirlas en dos clases de motivaciones sexuales. Para que quede más claro, llamaremos a esas necesidades nuestras «motivaciones doradas» y nuestras «motivaciones oscuras».

Una motivación dorada abarca todas las cualidades positivas que podemos aplicar a nuestras ganas de practicar sexo. Surge del empoderamiento, la intensidad, la abundancia, la alegría, la diversión, las ganas de pasarlo bien, el placer, la conexión, el amor, la curiosidad, etc. Está basada en la confianza en uno mismo, la autoestima y la capacidad que tenemos de expresarnos. Es muy importante que una motivación dorada se sienta en el cuerpo como una energía vital de nuestra identidad sexual, que está deseando expresarse.

Una motivación oscura es todo lo contrario: aquí encontramos el sexo que nace de la expectativa, la preocupación por los resultados, la necesidad de poder o el miedo a perderlo, del rechazo y el abandono. La fuerza motora es la soledad, el miedo, la falta de autoestima y de confianza en uno mismo. Una motivación oscura no se siente en el cuerpo como una forma natural de expresión sexual, nace de miedos y necesidades emocionales que nos encierran en nuestra mente. Naturalmente, es en estas motivaciones oscuras donde encontramos las denominadas disfunciones sexuales, los obstáculos que nos impiden expresar con libertad nuestra energía vital sexual innata.

Ejercicio: Motivaciones para practicar sexo *(30 minutos)*

Mientras que los médicos y la mayor parte de la comunidad terapéutica tradicional están ocupados aliviando lo que se entiende por patologías que provocan desde falta de libido a «demasiada» libido, nadie se molesta mucho en intentar comprender los motivos profundos de nuestro comportamiento sexual normal. Este ejercicio está diseñado para ayudarte a entender las negociaciones sutiles de las necesidades emocionales que ocurren en tu mente y que tienen un impacto en tu expresión sexual.

1. Empieza asegurándote de que dispones de un poco de tiempo para ti en algún lugar donde nadie pueda interrumpirte y que tienes a mano una libreta y un bolígrafo.

2. Ponte cómodo. Cierra los ojos y tómate algunos momentos para concentrarte en tu respiración. No pienses en nada más: solo respira de forma consciente y relaja la mente.

3. Ahora piensa en las experiencias sexuales que hayas tenido en el pasado. Piensa en las que hayas disfrutado, las que recuerdes como

el mejor sexo que hayas experimentado, y piensa también en las menos satisfactorias.

4. Piensa en todos los amantes que hayas tenido y en cómo eran las experiencias sexuales que compartíais. Piensa también en las posibles experiencias de una sola noche o en los encuentros breves.

5. Intenta averiguar si existe algún patrón que las conecte. ¿Sueles ser tú quien inicia el contacto sexual o eres más pasivo receptivo y esperas a que lo haga la otra persona? ¿De qué forma influye esto en tu experiencia?

6. Ahora empieza a pensar en los motivos más profundos por los que mantuviste cada una de las experiencias sexuales. ¿Tienes tendencia a practicar sexo porque quieres sentirte vivo o para disfrutar del placer? ¿O quieres sentirte necesitado, especial e importante? ¿Practicar sexo te proporciona una mayor sensación de valía personal, conquista o control? ¿Lo que te motivó a practicar sexo esporádico fue diferente a lo que esperabas al practicar sexo cuando mantenías una relación?

7. Ahora intenta encontrar las motivaciones doradas y las oscuras en cada una de las experiencias que has tenido. ¿Qué compromisos estabas haciendo? ¿Fuiste capaz de ser sincero o perdiste parte de tu integridad? Haz una lista de las distintas motivaciones doradas y oscuras que sean particularmente ciertas en tu caso.

8. Empieza a advertir cómo te sientes al analizar tus patrones de comportamiento. ¿Te sientes empoderado y alegre, o triste y crítico contigo mismo? Cuanto más consciente seas, más elecciones conscientes podrás tomar. Y a través de estas elecciones empezarás a empoderarte. Sean cuales sean tus observaciones, recuerda que debes tratarte bien.

EL MAPA DE TU DESEO

Una vez comenzada esta reflexión sobre los motivos por los que practicas sexo analizando tus motivaciones doradas y las oscuras, podría resultarte útil tener un modelo que pueda ayudarte a comprender lo que hay detrás de tus motivaciones inconscientes. El siguiente modelo surge de una estrategia psicoterapéutica conocida como psicosíntesis, desarrollada por el psiquiatra italiano y pionero en psicología transpersonal Roberto Assagioli.

Cuando analizamos cualquiera de nuestras acciones, lo más normal es que descubramos que existen distintos niveles de significados que expliquen por qué hacemos las cosas que hacemos. Tomemos el sexo como ejemplo. En el primer nivel de significado está la acción en sí misma: «practico sexo con alguien». Podemos llamarlo comportamiento, pues es la acción que estamos llevando a cabo.

Sin embargo, eso no nos dice nada sobre lo que nos motiva para practicar sexo. Cuando pensemos en eso, tenemos que preguntarnos: «¿Por qué quiero practicar sexo?» o «¿Qué quiero del acto sexual?» Como ya hemos visto al analizar nuestras motivaciones doradas y oscuras, existen muchas respuestas posibles. Una de ellas podría ser el deseo de contacto; otra, quizá, la de sentirnos cerca de otra persona.

Existe la posibilidad de que queramos practicar sexo porque nos da la sensación de tener control sobre otra persona.

Un ejemplo de esto serían los juegos sexuales en los que se exploran las posiciones de poder, como ocurre, por ejemplo, en *Cincuenta sombras de Grey* (asumiendo que la relación se diera en el contexto de una relación sana y consensuada). Podemos etiquetar este nivel de deseo como algo que queremos: «Yo "quiero" practicar sexo porque...».

Por debajo de ese nivel de querer existe un nivel más profundo, una motivación más honda que es la responsable del auténtico motor de nuestros deseos. A este nivel de deseo podemos llamarlo necesidad. Podemos averiguar qué se esconde detrás de ese nivel preguntándonos: si nuestros anhelos están satisfechos, ¿qué otra necesidad estaríamos satisfaciendo?

Vamos a ver un ejemplo que nos ayude a ilustrar esto. Imagina a una mujer que practica sexo con su marido sumisamente porque piensa que eso es lo que se espera de ella. Quizá no lo disfrute, pero siente que darle al marido lo que quiere es su deber marital (probablemente una lección aprendida durante la infancia, quizá como resultado de observar la relación que mantenían sus padres). A nivel de comportamiento tenemos una mujer que está practicando sexo con su marido; a otro nivel podemos decir que quiere satisfacer el deseo sexual de su pareja; el nivel más profundo podría ser que tiene la necesidad de sentirse útil, o que satisfacer los deseos sexuales de su marido la hace sentir segura en la relación.

Cuando comprendemos el nivel más profundo del deseo, al que llamamos necesidad, podremos descubrir la cualidad interior de nuestro comportamiento. Si asumimos que la necesidad de esa mujer es sentirse útil —cosa que consigue, en parte, satisfaciendo los deseos sexuales de su marido—, entonces podríamos decir que la cualidad interior es la autoestima. O, si la necesidad fuera la de sentirse segura en la relación, podríamos decir que la cualidad interior es la seguridad.

• • •

Cuando examinamos cualquier comportamiento a este nivel de cualidad interior, advertimos que toda acción pretende provocar una característica positiva y valiosa como el amor, el empoderamiento, la seguridad, la gratitud, la elegancia, la belleza, el valor, la autoestima, la perseverancia y la resiliencia.

Cualquier cualidad interior que encontremos al explorarnos a ese nivel será positiva.

Esto también es cierto por lo que se refiere a nuestras motivaciones oscuras y el impacto negativo que pueden tener. Es algo que puede ser difícil de entender al principio porque, a veces, las motivaciones oscuras parecen desconsideradas, negativas o incluso malas. Es cierto que algunas acciones pueden ser dañinas o desagradables. Y eso es porque distorsionamos la auténtica cualidad interior pasando por alto el impacto que pueden tener en otras personas, o porque actuamos sin pensar en las consecuencias. Sin embargo, si somos capaces de tener la paciencia suficiente para ahondar en nuestros deseos a ese nivel tan profundo, nos daremos cuenta de que, sea cual sea nuestro comportamiento, nace de una cualidad interior virtuosa y positiva.

Cuando aplicamos esta clase de comportamientos, deseos y necesidades a las motivaciones doradas y oscuras, queda claro que detrás de cada encuentro sexual —detrás de cada comportamiento deseado— hay un deseo y una necesidad. Sin embargo, lo más importante es que detrás de cada deseo y necesidad existe una cualidad interior que siempre es positiva.

Esto puede ser muy tranquilizador y útil cuando pensamos que, a veces, podemos ser muy duros con nosotros mismos y nos juzgamos por albergar ciertas clases de deseo, anhelos, fantasías o motivaciones para practicar sexo. Quizá nos digamos: «Quiero hacer esto / practicar sexo de esta forma / con esta persona, pero está mal». O quizás ocurra que al explorar nuestras motivaciones doradas y oscuras nos demos cuenta de que algunos de nuestros deseos sexuales nacen de un rincón sombrío de nuestro interior lleno de miedos e inseguridades.

Aunque creamos que nuestro deseo está mal o es sucio a un nivel superficial, si conseguimos analizarlo con más profundidad empezaremos a darnos cuenta de que es un deseo que surge de un lugar positivo de nuestro interior.

Visto desde esa perspectiva, no tenemos por qué reprimir ninguno de nuestros impulsos ni deseos interiores. Ningún deseo es malo en sí mismo, ni debería ser juzgado y condenado. Solo hay que encontrar una forma apropiada de expresarlo.

En algunas raras ocasiones podría ocurrir que el acto en sí fuera inapropiado si se expresara, por ejemplo, cuando se trata de deseos no consensuados. Sin embargo, sabiendo que el impulso del que nace es positivo, podemos transformar la energía que rodea ese deseo para satisfacer esa necesidad. Y entonces la cuestión es cómo conseguirlo de la forma apropiada.

¿QUÉ ES SEXO SANO Y QUÉ NO LO ES?

Siempre que veamos a cualquier persona implicada en nuestro comportamiento sexual como un ser humano igual que nosotros, que comparte nuestra misma capacidad de sentir y es igual de vulnerable, y con sus propios deseos y necesidades; si podemos mostrar respeto por los demás y por nosotros mismos, estamos practicando lo que podríamos describir como sexo «sano». Es importante que comprendas este principio si quieres disfrutar plenamente de tu sexualidad.

Cuando mantenemos una dinámica de pareja —cuando nos relacionamos con la otra persona como seres humanos, apelando a la humanidad que llevamos dentro— todas las actividades sexuales que practiquemos pueden considerarse sanas, sin tener en consideración cómo podría verlo una tercera persona. Por eso el *bondage* y los juegos de dominación y sumisión son sanos siempre que se cumpla este principio fundamental.

Incluso cuando deseamos que nos humillen, nos castiguen
o nos avergüencen, se puede afirmar que nuestro deseo
es sano siempre que nos respetemos como seres humanos
vulnerables, es decir, nuestro «yo».

De la misma forma, cuando deseamos imponer esas experiencias en otras personas —castigar, humillar, dominar— serán igual de sanas si por debajo del nivel de comportamiento de la actividad mostramos respeto por la otra persona. Ya hemos visto que nuestra cultura puede tender a cosificarnos, pero es importante que tengamos claro que debemos mostrarnos siempre respetuosos con la otra persona.

Cuando desaparece esta dinámica de respeto es cuando el sexo se convierte en algo «insano». Es más probable que esto suceda en los casos en que una persona busca satisfacer sus deseos sin tener en consideración los sentimientos o la condición de la otra persona. En los casos más extremos se ve como un abuso, pero en niveles más leves es algo que se da en muchos matrimonios convencionales, en los que una de las partes utiliza a la otra para satisfacer sus necesidades sin tener en consideración sus sentimientos. En nuestra clínica, las clientas a veces se quejan de tener la sensación de que sus parejas o maridos «se están masturbando dentro de ellas», mientras que los hombres pueden sentirse utilizados si tienen una erección ante un estímulo pero no tienen ganas de practicar sexo. Desde esta perspectiva, hasta el acto sexual más sencillo, si se hace sin el debido respeto por la otra persona, o por uno mismo, se convierte en algo «insano».

El sexo tiene menos que ver con lo que hacemos y mucho más con cómo y por qué lo hacemos.

Puede resultar muy terapéutico recordar esto cuando nos estemos castigando por desear sexo con esa o aquella persona, o practicarlo de alguna forma que nos han enseñado a pensar que está mal.

Ejercicio: Cualidades interiores y deseos reprimidos
(45 minutos)

En este capítulo hemos aprendido que siempre hay cualidades subyacentes —cualidades interiores— a las que intentamos apelar cuando nos relacionamos con otras personas en busca de su contacto sexual o emocional. Este ejercicio está diseñado para ayudarte a descubrir las cualidades interiores de tu expresión sexual y de los deseos que quizá todavía no hayas expresado. Está basado en el ejercicio anterior sobre las motivaciones para practicar sexo, por lo que necesitarás tener a mano las notas que tomaste cuando hiciste ese ejercicio.

1. Asegúrate de que dispones de un espacio de tiempo para ti durante el que puedas estar tranquilo y en un estado reflexivo.

2. Dedica un momento a relajar el cuerpo y respira lentamente. Siéntete desde un punto de vista más profundo.

3. Vuelve a leer la lista de los motivos por los que practicas sexo, en la que descubriste cuáles son tus motivaciones doradas y las oscuras. En este modelo, son los deseos de tu comportamiento.

4. Analiza las motivaciones (los deseos) que anotaste en la lista, una a una. ¿Cuál era la necesidad emocional subyacente que había detrás de esas experiencias sexuales? ¿Cómo querías que te hicieran sentir esas experiencias? Tómate el tiempo que necesites para sentirlo y anotarlo.

5. Ahora profundiza un poco más. Detrás de la necesidad existe una cualidad interior positiva. ¿Qué cualidad interior es? Si satisficieras esa necesidad, ¿cómo te sentirías contigo mismo?

6. Tómate un tiempo para pensar en ello y anota las conclusiones a las que llegues. ¿Qué has aprendido sobre ti mismo? ¿Qué clase de cualidades interiores positivas estás deseando expresar durante el sexo? ¿Cómo te sientes al darte cuenta de que detrás de las motivaciones oscuras hay una cualidad interior positiva?

7. Quédate sentado un momento, respira hondo y deja que las cualidades interiores de tus relaciones sexuales se conviertan en parte de ti.

8. Ahora, haz una lista de todas las actividades sexuales con las que has fantaseado pero nunca te has permitido aceptar del todo. Tómate tu tiempo.

9. Sé consciente de cómo te sientes mientras anotas cada uno de tus deseos. ¿Te sientes excitado o avergonzado? Descubre si te dan ganas de omitir ciertos deseos, y apúntalos también.

10. Ahora examina todos los comportamientos de esa lista y pregúntate: *¿qué quiero de la experiencia sexual? ¿Qué conseguiría de ella, y por qué me haría sentir diferente?*

11. Profundiza en la búsqueda siendo consciente de la necesidad subyacente. ¿Tienes deseos de sentirte de esa forma en particular? ¿Qué necesidad más profunda satisfaría?

12. Ahora averigua qué cualidad interior se expresa. Toma conciencia de que incluso los deseos que has juzgado siempre proceden del deseo de experimentarte de una forma positiva y expansiva y siempre persiguen el deseo de conseguir más amor y conexión.

13. Termina este ejercicio dedicando un tiempo a integrar todo lo que has aprendido. Respira hondo tomando consciencia de que todo eso forma parte de ti. Concéntrate en sentir amor por ti mismo.

¿CUÁL ES LA NATURALEZA DEL DESEO?

En su nivel más profundo, el deseo responde a un impulso fundamental: conectar. Esto obedece a un proceso de dos etapas y en él podríamos incluir no solo el deseo de sexo, también cualquier clase de deseo. Cuando pensamos en la naturaleza del deseo, nos ayuda a darnos cuenta de que no nos deseamos a nosotros mismos (más de lo que lo haríamos de una forma narcisista o de lo que podamos interpretar como amor o admiración por nosotros mismos).

Todo deseo es una percepción sensorial de anhelo
por algo ajeno a nosotros.

Si ya lo tenemos no podemos desearlo, por definición. Quizá lo disfrutemos, pero no lo deseamos.

El deseo nace de cómo imaginamos que nos sentiremos cuando alcancemos el objeto de nuestro deseo, ya sea otra persona, un lugar o una experiencia. Quizá deseemos una copa de vino o una buena comida por la experiencia que supondrá para nuestra lengua y nuestras papilas gustativas cuando la consigamos. Quizá deseemos alguna forma de contacto con otra persona por cómo nos sentimos cuando estamos en su compañía. Esta comprensión del deseo también es aplicable a los estados emocionales. Si estamos cansados, quizá queramos descansar. Si nos sentimos estresados, quizá deseemos con todas nuestras fuerzas un poco de calma. Esto es porque nos experimentamos a nosotros mismos en relación con esos objetos o sentimientos ajenos.

Solo podemos experimentarnos a nosotros mismos a través del contraste: «me siento así» y «tú te sientes de esa otra forma». En otras palabras, nuestro deseo surge del deseo de contacto con otra persona u objeto, y del deseo de sentir la cualidad ajena de ese contacto. Solo podemos sentirnos a nosotros mismos a través del contraste. Si estamos en contacto con algo que es exactamente igual que nosotros, no lo experimentamos.

El espacio entre nosotros y la otra persona es lo que crea el deseo, el anhelo de tener contacto con esa persona o ese objeto.

Esa es la primera fase del proceso del deseo: la experiencia de uno mismo a través del contraste con la otra persona.

De la misma forma, si imaginamos que hay dos soles en el universo, sabríamos que hay dos soles por el espacio que los separa. Ahora, imagina que podemos unir esos soles para que no haya espacio entre ellos. ¿Cómo podríamos decir entonces dónde empieza uno y termina el otro? Es el espacio que los separa lo que les da singularidad. Y ocurre lo mismo con el deseo, es la ausencia del otro —el espacio entre nosotros y el objeto o la persona que deseamos— lo que provoca ese anhelo.

Cuando nos fusionamos con lo ajeno —como por ejemplo haciendo el amor— dejamos de sentirnos como individuos únicos y nos fusionamos con la otra persona.

Nuestros cuerpos se mueven al mismo ritmo, se nos sincronizan las respiraciones, nuestros corazones parecen palpitar como si fueran uno solo. Si tenemos suerte y gozamos de la sintonía suficiente como para alcanzar el orgasmo a la vez, podríamos experimentar una fuerte sensación de fusión con la otra persona. Esta fusión con la otra persona es la segunda fase del deseo.

La naturaleza del deseo es, al principio, sentirnos a través del contacto con lo ajeno, seguida de la sensación de la disolución de lo ajeno al fusionarnos con él y convertirnos en uno solo. Cuando comemos algo delicioso o nos tomamos una copa de vino nos convertimos en uno con esos manjares, y al hacer el amor con otra persona nos fusionamos con ella.

Y es entonces cuando el acto empieza a tener una cualidad espiritual. En lo fundamental, todas las tradiciones espirituales dicen que Dios (la deidad o cualquier forma que la tradición crea que existe) creó el universo para poder sentirse, porque, al estar en sintonía con todo, la divinidad no podía experimentarse. La naturaleza del universo, es decir, las tradiciones espirituales, se empeña constantemente en conocer su propia naturaleza, que es la sensación de unidad con todo lo que es. Ese es el ciclo universal, la rotación entre la separación y la unidad. Nosotros también deseamos esa unidad para sentir la conexión, para experimentar lo que se siente al volver a ser una unidad.

Es muy importante entender esto para comprender cómo funciona nuestro deseo.

Mientras que el deseo sexual puede consistir en fusionarse con la otra persona, es lo ajeno lo que alimenta el deseo, aquello con lo que todavía no nos hemos fusionado.

Las cualidades interiores de la relación sexual acaban expresando el deseo de amor, unidad y fusión, mientras que la separación es lo que mantiene vivo nuestro deseo. Esa es la polaridad que hace que la otra persona nos parezca atractiva. Esto puede ayudarte a entender la dinámica de tu deseo: anhelamos fusionarnos con lo que todavía no nos encarna, por lo que, en este caso, nuestros deseos son nuestros mayores dones. Si los escuchamos y los expresamos de una forma sana y apropiada, tienen la capacidad de enseñarnos la dirección que debemos seguir en la vida. Cuando reprimimos o negamos nuestros deseos, perdemos esta vital sensación de dirección y nos sentimos secos y vacíos, sin sentido, propósito ni dirección.

La historia de Jane

Nuestra paciente Jane tenía 46 años y llevaba una década casada. Aunque amaba a su marido, no disfrutaba del sexo con él y pensaba que había perdido la libido. Cuando le preguntamos qué clase de sexo practicaban, nos describió una experiencia tristemente común. Su marido le hacía insinuaciones amorosas breves durante un rato —quizá la besara un poco o le tocara los pechos en la cama— y después se excitaba muy rápido y pasaba a la penetración. Alcanzaba el clímax a los pocos minutos, eyaculaba, y después la abrazaba un rato antes de darse media vuelta y dormirse. Jane no solía llegar al orgasmo, por lo que no es muy difícil entender que pensara que no disfrutaba del sexo. Estaba manteniendo relaciones sexuales con su marido por deber, no por placer.

Cuando exploramos sus comportamientos, lo que quería y sus necesidades, Jane se dio cuenta de que estaba practicando sexo porque tenía miedo de que su marido la abandonara. Había aprendido a adoptar una actitud complaciente para tener contento a su marido. Incluso fue capaz de conectarlo con una experiencia de su infancia, porque su padre dejó a su madre cuando ella tenía seis años.

En el fondo, Jane tenía miedo a que la abandonaran,
una motivación oscura que la había llevado a vivir según
ese comportamiento insano durante años.

Cuando le preguntamos qué cosas le gustaría hacer de forma diferente contestó: «Me gustaría que me besara durante más tiempo. Me gustaría que me abrazara más y me hiciera más arrumacos. Quiero que me toque por todo el cuerpo, que me haga masajes, que me pase los dedos por la espalda, que me acaricie y me toque con delicadeza como hacía antes. Quiero que me abrace durante más rato después de hacer el amor».

Era evidente que Jane y su marido estaban limitando lo que es el sexo a la penetración. Jane pensaba que todo lo que no fuera eso no era sexo. Por lo tanto, el deseo que tenía de esas otras caricias se convirtió en algo no sexual en su mente. Y por eso creía que ya no tenía ganas de practicar sexo.

También quedó claro que, mientras su marido parecía satisfecho tras cinco minutos de penetración, Jane tenía mucho más deseo de sexo que él. Sus deseos incluían los besos, los abrazos, las caricias, el contacto corporal completo y la excitación, las caricias genitales, y su placer orgásmico además del de su marido. Y cuando se dio cuenta de todo eso, le cambió la vida. Ganó la confianza necesaria para comprender que no era una mujer que ya no deseaba sexo, sino una mujer que quería practicar una clase de contacto sexual más variado.

Trabajamos con Jane para ayudarla a deshacerse de esa actitud complaciente y para que empezara a comunicar sus deseos y necesidades. Y cuando encontró la voz para pedir lo que quería, su marido y ella empezaron a explorar distintas formas de hacer el amor que satisfacían mucho más las necesidades de Jane. Eso la hizo sentir más viva y tanto su libido como la de su marido aumentaron de forma natural.

Aunque el deseo sexual de Jane había estado estimulado por una motivación oscura, el miedo al abandono, tras ella descubrió la cualidad interior: el anhelo de amor y seguridad. Cuando hizo el cambio que necesitaba hacer y llevó su matrimonio a una fase nueva y mucho más satisfactoria, consiguió hacer exactamente lo que quería sin necesidad de exponerse a ninguna amenaza.

CONCLUSIÓN

Lo primero que debes hacer para disfrutar de sexo real es permitirte ampliar tu comprensión de lo que constituye el sexo y entender que el sexo no es una meta sino algo que se debate entre energías sensuales y sexuales, que evoca una presencia encarnada con la otra persona y una energía vital. Una vez entendido esto, también podrás empezar a comprender qué es lo que estimula tu deseo de practicar sexo examinando tus motivaciones doradas y oscuras y los anhelos, las necesidades y las cualidades interiores de tu deseo. Una vez entiendas toda esta información, podrás determinar qué clase de sexo quieres practicar.

Cuando repases la lista de motivos más profundos por los que quieres practicar sexo, quizás adviertas que estás satisfaciendo algunas de esas necesidades y otras no. Quizá quieras analizar qué podrías hacer para satisfacerlas de forma apropiada. Por ejemplo, si una de tus motivaciones interiores para practicar sexo es conseguir una conexión amorosa con otra persona, no es muy probable que te ayude a conseguirlo practicar sexo salvaje y animal. Por otra parte, si lo que deseas es que tu vida sexual sea más salvaje, no es probable que te ayude a satisfacer esa necesidad hacerlo despacio o las caricias delicadas. Ten en cuenta que no existe una forma correcta o incorrecta de practicar sexo. Se trata de ser consciente de lo que deseas y encontrar la forma de expresarlo.

Ejercicio: La rueda sexual de la vida *(30 minutos)*

La Rueda de la Vida es una herramienta clásica de *coaching* creada por Paul J. Meyer, que nos ayuda a comprender en qué momento estamos en nuestra vida y cómo podemos mejorarla.[10] En este libro la hemos adaptado para ayudarte a adoptar una mejor perspectiva de tu vida sexual. Necesitarás una libreta, una hoja de papel grande (lo ideal sería un A3), un bolígrafo y lápices de colores.

---

10. Successful Motivation International, Inc., *Wheel of Life® [online]* Disponible en: www.lmi-world.com/smi-wheel-of-life/. Consultado el 20 de marzo de 2017.

1. Empieza asegurándote de que dispones de un espacio de tiempo libre de interrupciones.

2. Dibuja un punto en el centro del papel y 10 círculos concéntricos a su alrededor, de forma que el círculo más grande termine en los bordes del papel; cuando termines habrás dibujado algo parecido al blanco de una diana.

3. Ahora anota en tu libreta todos los aspectos del sexo que son importantes para ti. Dedica un tiempo a reflexionar sobre esto y asegúrate de incluir lo que has aprendido sobre ti mismo en los ejercicios anteriores. Estos aspectos podrían ser cualidades como el amor, la conexión, el desenfreno, jugar con el poder, el placer físico, la fantasía, la vulnerabilidad, la seducción, el juego, la ternura, por mencionar algunos. Encuentra los que mejor te definan.

4. Ahora reflexiona sobre otro aspecto. En una escala del 1 al 10, siendo 1 el menor grado de consecución y 10 el más alto, puntúa el nivel de satisfacción de que disfrutas en este momento de tu vida de cada uno de los puntos mencionados antes.

5. Cuando hayas repasado toda la lista, cuenta el número de deseos y divide tu Rueda de la Vida en este número de segmentos del mismo tamaño, como si estuvieras cortando un pastel redondo.

6. Dale a cada segmento el nombre del deseo y un color, y después colorea la sección hasta el número que le hayas dado empezando desde el interior, teniendo en cuenta que el 1 estará en el centro del círculo y el 10 en el exterior.

7. Dedica un tiempo a reflexionar sobre tu rueda sexual de la vida. ¿Cómo te sientes al tener una visión global de tus deseos y del grado de satisfacción de cada uno? ¿Cómo te gustaría mejorarlo?

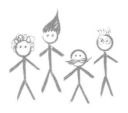

CLAVE 2:
DESCUBRE TU IDENTIDAD SEXUAL

Si has hecho los ejercicios del último capítulo, esperamos que estés empezando a tener una idea de lo que quieres que sea tu vida sexual y de los deseos que albergas en este momento de tu vida. Es bueno hacer los ejercicios más de una vez, porque cuanto más los repitas más cómodo te sentirás con el proceso, y más probable será que alcances niveles más profundos de lo que deseas sexualmente y seas más capaz de integrar la sexualidad en tu vida. Recuerda que nada de lo que salga en los ejercicios es negativo, incluso aunque te sientas bloqueado o te dé por juzgar los deseos o impulsos que surjan. Todo deseo surge de una cualidad interior positiva. A continuación, y después de habernos concentrado en lo que deseas en tu vida sexual, tenemos que plantearnos la siguiente pregunta: ¿«Quién» quiere todas esas cosas?

Hasta ahora, el mapa de tu deseo incluía tus comportamientos, tus anhelos, tus necesidades y la cualidad interior que se esconde detrás de tus comportamientos. Podemos completar esta imagen añadiendo otra capa de significado a este modelo y decir que cada uno de esos comportamientos procede de una parte distinta de ti.

Es fácil tener la ilusión de que nuestra identidad consiste en una sola persona invariable. Quizá sintamos que nos define nuestro trabajo, el papel que desempeñamos como pareja o pariente, el color de nuestra piel, nuestra religión o género, y quizá creamos que tenemos una forma concreta de comportarnos en función de esa identidad. Pero si nos fijamos un poco, nos daremos cuenta de que no es así. Toma como ejemplo tu forma de comportarte en el trabajo: probablemente sea muy distinta de la forma que tienes de comportarte con tus amigos o con tu amante.

Por ejemplo, nosotros, como terapeutas sexuales, hemos desarrollado una forma de terapia denominada Terapia Psicosexual Somática® (Psychosexual Somatics®). Y utilizar nuestras capacidades profesionales en esta área es esencial para nuestro trabajo. Sin embargo, si empezáramos a analizar a nuestros amigos y sus relaciones de pareja, pronto nos quedaríamos sin amigos. Por eso nos comportamos de forma distinta en función de si estamos con amigos o con clientes.

Todos sabemos que reaccionamos de distinta forma ante la misma situación en diferentes momentos. A veces uno acude a una fiesta sintiéndose seguro, efervescente y sociable; otras veces puede mostrarse tímido y comedido. Esto no ocurriría si siempre fuéramos la misma persona y tuviéramos una personalidad fija.

Cada uno de nosotros tiene múltiples aspectos
de personalidad que entran en juego y operan de formas
muy distintas en momentos diferentes.

Vamos a llamar a esos aspectos «minipersonajes». Los minipersonajes son mucho más que estados de ánimo. Son personalidades completas con sus propias creencias, planes, emociones asociadas y visiones complejas del mundo. También tienen sus propias necesidades, que a menudo compiten con las de los otros minipersonajes que llevamos dentro. Quizá te ayude poner nombre a todos esos minipersonajes para que te resulte más sencillo identificarlos y relacionarte con ellos con más facilidad.

Tener un montón de minipersonajes dentro no significa que suframos ningún trastorno de personalidad múltiple o que tengamos algún problema. Tener diferentes facetas nos permite variar nuestras reacciones a distintas situaciones y crear la riqueza y profundidad de personalidad que nos ayuda a mantener relaciones y experiencias sexuales significativas.

Cuanto mayor sea el número de minipersonajes
con los que estés en sintonía, mejor desarrollarás
tu personalidad y tu capacidad para disfrutar de sexo real.

Tomemos como ejemplo un minipersonaje que conocerán muchos lectores: el que adopta el papel crítico. Esa parte de ti puede estar esperando a que no seas «perfecto», o a que «hagas algo mal», y entonces quizá te diga: «Ya te has equivocado, ¿verdad?» Quizás escuchemos su voz en la cabeza. Podríamos llamarlo el Crítico. En muchas personas, el Crítico no siempre está presente, pero puede activarse en ciertas situaciones. Suele aparecer con más frecuencia en las relaciones de pareja. Tal vez aparezca si notamos que nuestra pareja está distante o no satisface nuestras necesidades. Quizás el Crítico despierte cuando no actuemos como creemos que debemos hacerlo en la cama. Podríamos tener tendencia a juzgarnos con dureza y asumir la culpa sin importar cuál sea la realidad. Nuestra realidad exterior es una proyección de nuestro paisaje interior, y si te identificas mucho con algún minipersonaje en particular tendrás tendencia a ver el mundo a través de sus ojos en lugar de ver una realidad objetiva.

En realidad, los minipersonajes crean una percepción
alterada de la realidad.

Algunas de las creencias distorsionadas que podemos tener, quizá como consecuencia de ver pornografía o leer revistas de moda femenina, podrían ser: «Todo el mundo tiene orgasmos, por lo que, si yo no puedo, debe de ser porque tengo algún problema». O: «Tengo que ser capaz de llevar a mi pareja al orgasmo, porque, si no, significa que no soy buen amante». Si nos creemos estos puntos de vista y nos consideramos insuficientes en algún aspecto es posible que, en lugar de disfrutar del sexo y de la intimidad, elijamos evitar las relaciones o las experiencias sexuales porque nos hacen sentir mal. Y esos sentimientos no son reales. Son la consecuencia de que nos identifiquemos demasiado con alguno de nuestros minipersonajes y nos creamos las historias que nos cuenta.

Cuando esos minipersonajes están conectados a fuertes sentimientos de vulnerabilidad, sus cimientos suelen remontarse a la infancia.

Puede resultar sorprendente la frecuencia con la que esas vulnerabilidades de la infancia pueden seguir controlando nuestras vidas y dirigir la forma en que practicamos sexo y nos relacionamos con nuestras parejas de forma poco saludable.

Ninguno de esos minipersonajes es bueno o malo. Como ya hemos comentado en el capítulo anterior, estamos sujetos a comportamientos en los que subyacen anhelos, necesidades y cualidades interiores. Además de tener esos aspectos, cada minipersonaje conlleva un regalo y una limitación. El Crítico es un buen ejemplo. A primera vista puede parecer que es un aspecto poco útil o negativo de cada cual. Sin embargo, si no tuviéramos una parte crítica, nos convertiríamos en personas arrogantes y vanidosas.

Por lo que, en lugar de ignorar al Crítico, lo que debemos hacer es mantener esa parte en equilibrio. El Crítico podría limitarnos si nos impidiera expresarnos por completo, pero su existencia también podría evitar que nos convirtamos en personas narcisistas o incluso perezosas.

Al mismo tiempo, debes recordar que, si ves pornografía, los actores también interpretan minipersonajes. Igual que lo hacen las estrellas de las películas convencionales, la forma que tienen de comportarse como actores no tiene nada que ver con quiénes son como actores. Solo están interpretando un papel según las indicaciones de un minipersonaje u otro de los que llevan dentro, y puede ser muy entretenido, mientras vemos pornografía, adivinar qué minipersonaje se está representando en pantalla: la Seductora, la Inocente, el Tío Duro, el Sumiso, etc.

Uno de los momentos más fructíferos para utilizar esos minipersonajes es cuando practicamos sexo.

La ventaja de tener muchos minipersonajes es que nos permiten disfrutar de experiencias sexuales más interesantes y variadas.

Si creemos que la única forma de practicar sexo es comportándonos de forma tierna, cariñosa, relajada y suave, por muy bonito que pueda ser en algunas circunstancias, también podría impedirnos expresar otros deseos o impulsos que no se sostendrán si no representamos el papel adecuado. Podría haber otra parte de nosotros que quisiera practicar sexo salvaje y desenfrenado, o una parte que disfrutara siendo seductor, o dejándose seducir. Puede que a veces queramos hacer el amor y otras practicar sexo. Un día quizá nos apetezca ser más dominantes y otro día queramos ser más sumisos. Puede ser divertido poner nombres a nuestras distintas facetas: la Seductora, la *Femme Fatale*, el Gigoló, el Chico o la Chica tímida, el o la Virgen, el Amante sensible, el Hombre o la Mujer salvaje, etc. Seguro que será menos divertido cuando el personaje que adoptemos sea el del Cónyuge Complaciente.

Cuando estés viendo pornografía debes recordar que los actores casi siempre, y por definición, están actuando según el minipersonaje del Actor. Y ese minipersonaje tiene que actuar para que pueda hacerse la película. Tiene que demostrar deseo sexual y estar dispuesto a hacer todo lo que se le pida (esto último se suele aplicar a las mujeres). Si el Actor es hombre, normalmente se esperará de él que eyacule. Y esas demostraciones no tienen nada que ver con la realidad. Solo son minipersonajes que representan los actores o con los que se identifican para poder hacer su trabajo. Esto no significa que los actores porno estén practicando sexo continuamente cuando no están rodando. Recuerda que no debes creerte lo que ves en las películas pornográficas.

A menudo nos comparamos con la pornografía y creemos que tenemos que adoptar el papel del Actor cuando estamos practicando sexo. Como ocurre con todos los minipersonajes, el Actor no tiene nada de malo, siempre que lo saquemos solo de vez en cuando. Pero si crees que así es como «tienes que ser» para poder disfrutar de sexo real, pronto descubrirás que vives atrapado por las ideas sobre tu forma de hacer las cosas, te agobiarás preguntándote si eres lo bastante bueno y tendrás una experiencia del sexo unidimensional, tanto contigo mismo como con tus parejas sexuales.

Si te limitas a hacer el amor a través de un solo minipersonaje, tus experiencias sexuales serán limitadas y te aburrirás muy pronto.

La variedad nos mantiene vivos y es una de las mejores formas de asegurarnos una vida sexual larga y satisfactoria. Esto no significa necesariamente que debamos tener muchas parejas. Significa que necesitamos acceder a distintas partes de nosotros mismos y practicar sexo o hacer el amor desde esas facetas para seguir sintiendo deseo e intensidad en una relación. Al conectar con un minipersonaje diferente de los que habitan en tu interior, también le estarás dando a tu pareja la oportunidad de introducir una faceta nueva de sí misma y una experiencia distinta de intimidad sexual. Cuando accedes a los distintos minipersonajes, en realidad estás practicando sexo con una persona diferente cada vez sin tener que romper las normas en caso de que mantengas una relación monógama.

Ejercicio: Los minipersonajes sexuales *(30 minutos)*

Ahora que ya hemos entendido la idea de los minipersonajes, podemos empezar a explorar algunas de tus facetas sexuales. Trabajaremos a través de la visualización. Si es la primera vez que haces un ejercicio como este, debes saber que no puedes hacerlo mal. Si las imágenes no te vienen de una forma sencilla, imagínate cómo te sentirías en esa situación concreta. Utiliza tus sentidos y confía en que lo que te venga a la imaginación es lo que necesitas en este momento de tu vida, aunque tu mente no lo entienda.

1. Asegúrate de que estás sentado o tumbado en algún lugar cómodo, que tienes a mano la libreta o el bolígrafo y que nadie te va a molestar. Cierra los ojos y conecta con tu conciencia. Tómate unos minutos para internarte en tu cuerpo y relajarte.

2. Imagina que estás en una pradera, la más preciosa y maravillosa que hayas visto en tu vida. Utiliza los sentidos para sentir el sol en la piel y la hierba bajo los pies. Huele la fragancia de la hierba y las flores y escucha el trino de los pájaros.

3. Cuando levantes la vista verás un bosquecillo a lo lejos. Sientes una fuerte necesidad de avanzar hacia ese bosque, y empiezas a caminar hacia él sintiendo una gran emoción a medida que te acercas.

4. Cuando llegas al bosque ves un caminito que se pierde entre los árboles. Percibe el cambio de atmósfera que ocurre cuando te internas en los árboles. Nota cómo crece la emoción cuando ves que se abre un claro entre ellos.

5. Cuando entras en el claro, miras a tu alrededor y haces una pausa. Percibe la belleza del lugar. Disfruta de la quietud.

6. ¡Pero espera! Algo se mueve entre los árboles. Te das cuenta con mucha emoción de que es el minipersonaje de tu identidad sexual tal como es en este momento, que ha decidido mostrarse ante ti; la personificación de quién eres sexualmente en este momento de tu vida.

7. Permite que esta parte de ti salga de entre los árboles. Puede ser una persona o un animal, o incluso un objeto. Quizá no le encuentres ningún sentido. Solo debes confiar en que esta imagen es lo que necesitas ver. ¿Quién o qué eres sexualmente?

8. Observa a ese ser con atención. Toma nota de lo que te hace sentir. Fíjate en cómo reacciona tu cuerpo a su presencia. ¿Sientes el impulso de acercarte a él o de alejarte?

9. Tu identidad sexual de este momento de tu vida quiere decirte algo. ¿Qué te está diciendo? ¿Cuáles son sus deseos? ¿Qué quiere y qué necesita? ¿Cuáles son sus miedos y limitaciones? ¿Qué cualidades interiores tiene? Tómate el tiempo que necesites para escucharlo.

10. ¿Quieres contestarle algo? Tómate el tiempo que necesites para sentirlo bien.

11. Cuando tengas la sensación de haber terminado, dale las gracias por haberse presentado, date la vuelta muy despacio y empieza a caminar de nuevo hacia el claro por el camino del bosque y sal a la pradera.

12. Cuando vuelvas a estar en la pradera, párate un momento. Date las gracias por haber tenido el valor de hacer este viaje y regresar con los regalos que has recibido.

13. A tu ritmo, y cuando te sientas preparado, abre los ojos y vuelve a la habitación.

14. Toma algunas notas acerca de las cualidades y los regalos que te ha revelado este ejercicio.

LAS FACETAS QUE REPRIMIMOS

Con suerte, en el ejercicio anterior habrás conseguido conectar con una parte de tu sexualidad que conoces bien y con la que te sientes muy cómodo. Pero ¿qué otras cosas hay en tu sexualidad? ¿Qué partes de tu identidad sexual no expresas y por qué?

Nuestra energía sexual también suele denominarse energía erótica. Analicemos este concepto un momento. La palabra «erótico» procede del dios griego Eros. Eros era el dios del amor, pero de una clase específica de amor: Eros celebraba el amor por la vida.

La palabra «erótico» se ha convertido en algo sexual, pero su verdadero significado es mucho más amplio.

Para los griegos de la antigüedad, Eros era salvaje, apasionado, fogoso y violento. Como el término «erótico» que utilizamos hoy día tiene tantas limitaciones culturales modernas, nos referiremos al verdadero significado de la palabra llamándola «energía de Eros». La energía de Eros es el poder puro de la fuerza vital.

Cuando nos permitimos bailar sin control, cuando rugimos viendo alguna competición deportiva, cuando practicamos alguna actividad física, eso es energía de Eros. Cuando estamos completamente entregados al hacer el amor, eso es energía de Eros. La energía de Eros potencia el placer.

Cuando sentimos placer lo sentimos en el cuerpo. Es esa energía de Eros lo que estamos sintiendo, tanto si se trata de placer sexual como si, sencillamente, es el placer de degustar alguna comida deliciosa o de haber disfrutado de una buena sesión de ejercicio. Estos son placeres del cuerpo, se sienten en el cuerpo y son placeres de los sentidos, que podemos experimentar como sensuales o sexuales, dependiendo de la naturaleza de la experiencia y el contexto. Por ejemplo, recibir un abrazo de otra persona puede ser un placer sensual; recibir el mismo abrazo de otra persona puede ser mucho más sexual.

Sin embargo, el placer y la consiguiente energía de Eros pueden percibirse como algo peligroso. Quizá nos resulte descontrolada o impredecible. Para los griegos de la antigüedad, Eros era una cualidad que debíamos recibir con cautela, conscientes de que podía descontrolarse; el potencial salvaje de la energía de Eros no contenida puede ser perjudicial y destructiva. Por eso empezó a ser importante contener y controlar esa energía, para asegurar que se mantenían la estabilidad y el orden social. Un exceso de energía de Eros y demasiado placer podría significar que la gente no fuera a trabajar, no cuidara sus relaciones de pareja, se convirtiera en personas egoístas centradas en su placer personal y hedonista sin pensar en los demás y en los límites de la otra persona. Por eso reprimieron el principio del placer y esta energía de Eros.

Esa ha sido una de las principales funciones que ha desarrollado la civilización: suprimir nuestros comportamientos instintivos primitivos.

Si nos rindiésemos a nuestra energía de Eros
ya no seríamos miembros útiles y funcionales
de la sociedad.

Nos convertiríamos en personas autocomplacientes y descontroladas emocionalmente. Nuestras emociones primitivas brotarían de una forma demasiado descontrolada, ya fuera debido al deseo o a la rabia.

Como ya hemos explicado en la Introducción, son estas energías gemelas del sexo y la ira las que han sido amputadas de nuestra cultura. El sexo o el deseo es algo que proyectamos en los objetos que queremos (cosas que suelen vendernos con imágenes sexuales), lo que los convierte, en realidad, en fetiches. «Si tuviera eso, sería feliz.» La ira, por otra parte, se proyecta en una tercera persona peligrosa, como al Qaeda o el llamado Estado Islámico.

Al ser desplazadas, lo que ha ocurrido es que nuestras necesidades primitivas se han convertido en algo seguro para los demás. Sin embargo, este desplazamiento conlleva un precio enorme. Nos hemos desconectado de nuestro cuerpo y reprimimos nuestros impulsos sexuales de forma inconsciente, y solo nos permitimos quedar satisfechos con los retales de deseo que creemos que están permitidos.

La principal culpable de este desplazamiento es la vergüenza. La vergüenza surge cuando sentimos el impulso interior de hacer algo, pero las reglas externas —la moralidad— nos dicen que no podemos.

La vergüenza es lo que nos impide acceder
a nuestra energía de Eros.

La vergüenza es lo que inhibe nuestra capacidad para expresarnos completamente. La vergüenza nos encierra en distintos ciclos de miedo.

Tomemos como ejemplo el baile. La mayoría de personas necesitamos tomarnos un par de copas para salir a la pista de baile. E incluso entonces movemos el cuerpo de forma limitada y reprimimos nuestra expresión corporal para no avergonzarnos. No nos arriesgamos a expresarnos con libertad porque tememos sentir vergüenza.

Y es más evidente en el caso del sexo. Solemos decirnos que no podemos expresar un deseo en concreto porque la otra persona no lo entendería, no sería aceptable, nos rechazaría, y sentiríamos vergüenza de haber sentido ese mal deseo. Nuestra cultura reprime tanto la expresión sexual que cuando somos adultos ya lo hemos interiorizado de forma natural y apenas necesitamos que nos juzguen otras personas. Ya lo hacemos nosotros mismos.

Ejercicio: ¿En qué parte de tu cuerpo se aloja la vergüenza? *(20 minutos)*

Dado que experimentamos la vergüenza en el cuerpo, y como es una emoción desagradable, tiene sentido que intentemos evitarla. La única forma de evitar la vergüenza cuando aparece en nuestro cuerpo es desconectar de él; aislarnos. Intenta hacer este experimento para averiguar en qué parte de tu cuerpo sientes la vergüenza.

1. Ponte derecho y separa las piernas a la altura de los hombros. Cierra los ojos y toma conciencia de tu cuerpo. Respira hondo unas cuantas veces y siente tus pies pegados al suelo. Fíjate en cómo te sientes ahí plantado.

2. Ahora dedica un momento a recordar algo que te haya provocado vergüenza en algún momento de tu vida. Te sugerimos que la primera vez que hagas este ejercicio elijas algún episodio menor. Quizá fuera algo vergonzoso que dijeras cuando eras niño, puede que actuaras de una forma de la que te arrepintieras después; tal vez cuando estabas bajo los efectos del alcohol o incluso de las drogas.

3. Concéntrate en el recuerdo de ese incidente ligeramente vergonzoso. Si en algún momento sientes que la situación te supera, puedes parar el ejercicio abriendo los ojos y recordándote que estás a salvo y que solo estás recordando algo.

4. Toma conciencia de lo que estás sintiendo. Y advierte en qué parte del cuerpo lo estás sintiendo. ¿Tu cuerpo se siente abierto y espacioso, o quiere contraerse y quizá hacerse un ovillo?

5. Ahora deja que tu cuerpo adopte la forma que prefiera mientras tú conectas con esos sentimientos de vergüenza. Quizá descubras que tu cuerpo quiere hacerse un ovillo, taparse la cara con las manos y esconderse del mundo. Puede que descubras que quieres encogerte todo lo que puedas. Cualquiera que sea la forma que tu cuerpo quiera adoptar, permítele hacerlo.

6. Mientras adoptas esa postura corporal presta atención a las partes del cuerpo que tienes más tensas, contraídas o petrificadas. ¿Hay algún foco de contracción o retorcimiento? Cuando lo localices ya tendrás una pista para saber dónde está almacenando la vergüenza tu cuerpo.

7. Ahora respira hondo y empieza a estirarte lentamente hasta adoptar una postura corporal opuesta estirando y masajeando la zona contraída o petrificada para que se abra. Toma conciencia de tu cuerpo y presta atención a cualquier emoción, sensación o juicio que pueda surgir y a cómo cambia la sensación de vergüenza.

8. No estamos sugiriendo que la vergüenza vaya a desaparecer solo por estirarte. Sin embargo, cuando tomas conciencia de la forma en que estás almacenando vergüenza en tu cuerpo y estás presente con ella, puedes crear un espacio entre tú y la vergüenza. La estás observando en lugar de creértela. Cuando hayas superado la incomodidad y hayas adoptado una postura corporal más cómoda, serás capaz de estar presente con tu placer.

9. Te sugerimos que intentes hacer este ejercicio tres veces seguidas, y que cada vez que lo hagas te permitas profundizar un poco más en la experiencia de vergüenza dentro de tu cuerpo antes de liberarte de ella.

10. Cuando termines de hacer el ejercicio debes tratarte bien; quizás hayas conectado con sentimientos intensos e incómodos. No te presiones demasiado. Deja que tu cuerpo te guíe hasta el nivel en el que puede trabajar en este momento.

LOS MINIPERSONAJES QUE NOS IMPIDEN SENTIR PLACER

La verdad es que a veces desarrollamos minipersonajes que no se permiten (o no nos permiten a nosotros, en definitiva) sentir placer o dar rienda suelta a nuestros deseos sexuales. Nos las arreglamos para convencernos de que no necesitamos esto o aquello, que no lo disfrutaríamos aunque pudiéramos tenerlo y que si lo tuviéramos no estaría bien, para nosotros, para nuestra pareja, para nuestros padres, para nuestros amigos, para la sociedad al fin y al cabo. Piensa en las personas que hacen pública su homosexualidad y en la lucha que han tenido que librar muchas de ellas porque sus deseos no se han visto históricamente como algo sano, aceptable, moral o legal, dependiendo del periodo de la historia del que estemos hablando. Cualquiera que sea la orientación sexual con la que nos identifiquemos, todos tenemos deseos sexuales que creemos que están mal, y eso no nos permite expresarnos con libertad y como seres sexuales libres y completos.

Cuando examinamos esas partes de nosotros mismos que juzgamos internamente, pensando cosas como «No se me permite hacer eso», «Nadie me va a querer» o «Eso es asqueroso», podemos empezar a comprender cómo limitamos nuestro placer sexual y cómo devolverle su lugar legítimo en nuestras vidas.

No tiene sentido que no queramos buscar en los lugares donde podemos encontrar los mejores tesoros.

DE LA FANTASÍA A LA REALIDAD

Uno de los lugares donde suelen notarse menos esas limitaciones es en nuestras fantasías. Como las fantasías son algo que podemos disfrutar en privado, quizá nos demos más libertad en ese terreno que en las facetas de nuestra sexualidad que expresamos externamente. Quizá tengas la fantasía de ser sumiso o de que te obliguen a practicar sexo. Puede que fantasees con conocidos con los que sabes que no podrás practicar sexo en la vida real, o con tener más de un amante al mismo tiempo.

Lo más importante que debemos saber es que las fantasías nunca están mal. Puede ser maravilloso realizar ciertas fantasías, y otras será mejor dejarlas a la imaginación. Pero, sean cuales sean tus fantasías, no te juzgues por ello.

Recuerda que por debajo de cada uno de nuestros deseos subyace un significado más profundo, una cualidad interior que es hermosa al margen de cómo nos sintamos nosotros respecto a nuestra fantasía.

La forma más rápida de subir la potencia erótica de algo es convertirlo en una meta inalcanzable o en un tabú. Por eso siempre queremos lo que no podemos tener, y si no está permitido es todavía más excitante. Tener fantasías con personas o situaciones que no nos damos permiso para sentir de verdad es una forma segura de crear energía erótica al respecto.

La historia de John

John, un chico educado y un poco tímido de 35 años, vino a nuestra consulta porque se sentía avergonzado de su sexualidad. Veía pornografía en secreto cada día y cada vez se sentía atraído por escenas más y más intensas, y sus fantasías sexuales giraban en torno a prácticas que él mismo definía como «extremas» y «sucias». Las relaciones con su novia eran complicadas, porque vivía con la sensación de que estaba practicando sexo con ella por obligación y tenía que recurrir a las fantasías para excitarse y alcanzar el orgasmo.

Se sentía avergonzado de sus deseos y porque no era capaz de explicarle a su novia o a ninguna otra persona lo que de verdad le excitaba.

También se juzgaba a sí mismo y pensaba que sufría algún problema por tener esas fantasías.

Al explorar esas fantasías juntos quedó claro que le excitaban mucho la sumisión, y la humillación y que lo llevaran al límite, donde no le quedaba otra opción que someterse. En términos de comportamiento (como ya hemos explicado al principio de este capítulo), las prácticas sexuales de sus fantasías estaban relacionadas con sentirse abrumado hasta un nivel tal que mucha gente lo definiría como físicamente desagradable.

Cuando empezamos a profundizar descubrimos que lo que quería era ser dominado hasta sentirse completamente indefenso, esa era la necesidad que estimulaba sus deseos. Al examinar esa indefensión fue capaz de acceder a la cualidad interior subyacente, que en su caso era la sumisión a lo femenino.

Esta necesidad de sumisión era un deseo tan profundo para él que le resultaba muy difícil enfrentarse a ello en su vida real. Se dio cuenta de que sentía un resentimiento hacia las mujeres que le llevaba a cerrarse a pesar de que se moría por sentir alguna conexión. Cuando exploramos la relación con su madre descubrimos que de pequeño no había recibido la atención y los cuidados que necesitaba y se había desconectado de las necesidades y las sensaciones de su cuerpo. Había percibido a su madre como una mujer sofocante y controladora y, como forma de defensa sana para mantener a salvo su masculinidad, había desarrollado una resistencia interior a las mujeres. Y aunque deseaba someterse, también desconfiaba de las mujeres y no las dejaba acceder a él. Vivía su deseo de someterse en la seguridad de sus fantasías, donde encarnaba un minipersonaje dependiente y sumiso, y en ese plano se sentía lo bastante seguro como para sentir su cuerpo y excitarse.

Cuando John hubo explorado la cualidad interior que subyacía bajo sus deseos, empezó a comprender que no era vergonzosa. Había escondido y reprimido esa energía de Eros porque sentía que su masculinidad estaba en peligro cuando se relacionaba con mujeres. Eso había creado un juego de poder y un tabú cargado con todo el poder erótico que había almacenado.

John entendió que estaba volcando el resentimiento que sentía hacia las mujeres en sus relaciones y reprimiendo su sexualidad, cosa que le estaba provocando sentimientos de vergüenza y aislamiento. Esta comprensión le ayudó a permitirse ser más vulnerable, conectar de una forma más intensa con su novia, sentir más y descargarse poco a poco de la energía que lo tenía atrapado en esas fantasías. A partir de ese momento pudo concentrarse en una mayor variedad de excitación sexual sin necesidad de hacer detonar el deseo a través de sus fantasías tabú. Como había adoptado una posición de elección acerca de su expresión sexual, la urgencia y la vergüenza desaparecieron y fue capaz de disfrutar de sus fantasías y de su verdadera sexualidad.

• •

Ejercicio: Explorar las fantasías *(30 minutos)*

Tal como demuestra el caso de John, algunas personas sienten vergüenza de sus fantasías y solo se permiten disfrutar de ellas en privado, tanto si están a solas como con otra persona, pues no dejan ver esa parte de ellos mismos. Hay quien las disfruta libremente, solo o en compañía de parejas con deseos parecidos, mientras que otras personas (y la mayoría de este grupo son mujeres) afirman que no tienen fantasías sexuales. En cualquier caso, este ejercicio está diseñado para profundizar en la conciencia que tienes de los límites de tu vida erótica interior: las fantasías.

1. Para hacer este ejercicio necesitarás una libreta y un bolígrafo, y encontrar un espacio tranquilo donde nadie te interrumpa, en el que poder pensar.

2. Empieza reflexionando sobre las siguientes cuestiones: ¿alguna vez tienes fantasías? ¿Cómo te sientes acerca del hecho de fantasear o no fantasear? ¿Fantaseas a solas o en pareja? Si lo haces a solas, ¿lo sabe tu pareja? ¿Cómo te hace sentir eso? ¿Tus fantasías son más bien destellos de ensoñaciones variadas sobre personas que conoces o por las que sientes atracción, o son escenas más detalladas sobre cosas que querrías o no querrías experimentar en la vida real?

3. Toma algunas notas sobre lo que has descubierto hasta este momento.

4. Deja la libreta y el bolígrafo y asegúrate de estar cómodo y relajado, tanto si estás sentado como tumbado.

5. Cierra los ojos y respira hondo y despacio mientras tomas conciencia interior y te preparas para despertar tu deseo.

6. Sigue respirando y toma conciencia de que incluso solo pensar en el deseo ya puede bastar para despertar una chispa en tu cuerpo.

7. Ahora sintoniza con alguna de esas fantasías que puedan parecerte un poco mal, o traten sobre algo que te gustaría hacer sexualmente pero quizá no hayas tenido el valor o la oportunidad de experimentar.

8. Respira lenta y sensualmente mientras lo haces. Deja que tu cuerpo responda y se abra a la escena que estás imaginando.

9. Si te sientes incapaz de fantasear o no se te ocurre nada que te gustaría experimentar, piensa en tu forma habitual de practicar sexo e imagina cómo sería hacerlo de una forma completamente opuesta. Imagina cómo practicaría sexo esa persona que no eres tú y respira lenta y sensualmente. Descubre si tu cuerpo está abierto de alguna forma a la posibilidad de expresarse sexualmente de un modo distinto. Si aparece algún sentimiento de autocrítica, ignóralo y sigue concentrándote en tu cuerpo.

10. Ahora sintoniza con la parte de ti que está viviendo esta experiencia. Si tu fantasía es una representación, ¿qué personaje escenificas tú? ¿Qué minipersonaje está activo? ¿Qué aspecto tiene? ¿Cómo se comporta?

11. ¿Cómo te sientes tú, el observador, acerca del comportamiento de este minipersonaje?

12. ¿Puedes empezar a sentir el anhelo, la necesidad y la cualidad interior que se esconden detrás de ese comportamiento? ¿Cuál es el mensa-

je, en su sentido más profundo, que te quiere hacer llegar ese mini-personaje? ¿Qué cualidades trae consigo?

13. Una vez comprendida la cualidad interior, regresa a tu experiencia física y corporal. ¿Comprender esto cambia algo en la forma en que te permites disfrutar de la fantasía?

14. Siente el «Sí» en tu cuerpo y permite que fluyan con libertad las cualidades interiores de este minipersonaje. ¡Respira hondo y disfruta!

15. Termina el ejercicio tomando algunas notas acerca de lo que has aprendido sobre ti mismo.

John tenía miedo de que expresar libremente sus deseos pudiera percibirse como algo «excesivo». Cuando tenemos la sensación de que la otra persona nos va a juzgar por nuestros deseos, es fácil que los eliminemos de nuestra vida e incluso de nuestra conciencia. Al hacerlo no nos dejamos crecer, no habitamos plenamente nuestra identidad sexual tal como deberíamos, y no solo negamos nuestro propio placer, también el potencial de sentir placer de nuestra pareja.

Sin embargo, a menudo, cuando alguien tiene un deseo, la otra persona también albergará un deseo similar si se da permiso para expresarlo. En realidad, cuando nos reprimimos y ocultamos alguna parte de nosotros mismos a nuestra pareja le negamos la oportunidad de enamorarse de esa parte de nosotros. Cuantas más facetas de ti mismo compartes con tu pareja, más aspectos de tu personalidad ofreces para que el otro pueda amarlas.

Cuando limitamos nuestros deseos por miedo a ser juzgados, también le estamos lanzando el mensaje implícito a nuestro compañero de que su deseo tampoco está bien.

Cuando compartimos esas partes de nosotros mismos, también estamos dando permiso a los demás para expresarse con más libertad.

CUANDO NOS REPRIMIMOS

Reprimir los deseos es uno de los motivos fundamentales por los que las relaciones sexuales normales acaban siendo rutinarias e insatisfactorias. Es muy probable que sea al principio de una relación sexual cuando pongas en práctica tus mejores habilidades, pues solemos estar más abiertos a explorar los deseos en compañía del otro. Debe de ser porque las hormonas del enamoramiento superan a nuestros juicios internos.

Sin embargo, a medida que vamos explorando nuestra identidad sexual en compañía de nuestro nuevo compañero, con el tiempo descubrimos que una parte de nosotros mismos no está satisfecha, que no se ve o no se acepta. Resumiendo, aprendemos que algunas de las cosas que deseamos no están bien. Quizá se deba a que una noche probamos algo y nuestra pareja no estaba de humor para eso. Podría deberse a que, sin saberlo, tropezáramos con algún miedo oculto o algún juicio. Sea como sea, nos decimos: «Eso no ha estado bien», y tomamos nota mental de lo que no le gusta al otro.

Y nos reprimimos. Empezamos a sentir que se ponen en tela de juicio algunas facetas de nuestra persona y, poco a poco, vamos restringiéndonos y acabamos mostrando una forma de expresión personal limitada, tanto a nivel sexual como a otros niveles. Y nuestra interactuación sexual cada vez es menos creativa. En parte sentimos que sabemos lo que funciona: «Sé que a él o a ella le gusta eso y aquello. Sé que si hago esas cosas él o ella alcanzará el orgasmo». Podemos empezar a vivir con la sensación de que tenemos que acabar un trabajo en lugar de ver la experiencia sexual como una exploración mutua de placer y conexión.

En parte, reprimimos nuestra expresión sexual
con la otra persona hasta hacer solo las cosas que sabemos
que son seguras y que la otra persona no va a rechazar.

Cuando empezamos a hacer eso, comenzamos a poner freno no solo a nuestro crecimiento sexual, también a nuestro crecimiento personal.

De hecho, la clase de sexo que practicamos se limita a lo mucho que hayamos desarrollado nuestra identidad.

Plantéatelo de esta forma. Imagina que tus genitales te parecieran vergonzosos o sucios. Si eso fuera verdad quizá no disfrutaras del sexo oral, una práctica sexual en la que tus genitales entran en contacto con tu pareja de una forma muy personal. Si puedes crecer psicológicamente hasta el punto de amar tus genitales, serás capaz de disfrutar del sexo oral. Pero quizá sigas pensando que tu trasero es «sucio». En ese caso sería impensable cualquier clase de placer anal. Para poder disfrutarlo tendrás que aprender a amar tu trasero y darte permiso para experimentar placer en esa zona.

Por lo que, cuando encontramos alguna resistencia al placer sexual, es importante averiguar si nos estamos limitando porque no hemos explorado nuestra relación con alguna parte del cuerpo en particular o alguna actividad sexual en concreto. Al hacerlo, puedes prestar especial atención a las creencias que se podrían activar al practicar alguna clase de sexo en concreto. ¿Qué minipersonajes piensan esas cosas? Quizás esa parte de ti se sienta más joven de lo que eres; puede que sea un adolescente, un niño o incluso más pequeño. ¿Qué edad crees que tiene esa parte de ti, y de dónde salen las ideas de que esa práctica sexual está mal, es sucia o es vergonzosa?

Si somos capaces de explorar nuestras limitaciones sexuales y comprender de dónde vienen y de qué forma nos frenan en lugar de apresurarnos a emitir algún juicio diciendo «eso está mal», nos estaremos dando a nosotros mismos —y a quienes nos rodean, incluyendo a nuestra pareja— la oportunidad de crecer y desarrollarnos. De esta forma, cuando encontremos algo difícil o incómodo en nosotros mismos, no seremos críticos al respecto cuando lo descubramos en otras personas. Es más, si no podemos comprender y aceptar esas cosas en nosotros mismos, tendemos a imaginar que los otros tienen esa parte (tanto si la vemos como algo bueno como si la vemos como malo), y cuando lo hacemos, cosa que se llama proyectar, perdemos el poder porque vemos esas cualidades en otros en lugar de verlas en nosotros mismos.

El camino hacia el empoderamiento sexual implica dejar de proyectar nuestra sexualidad en los demás y empezar a hacer las paces con ella, integrarla mejor en nuestras vidas.

Podemos conseguirlo explorando qué partes o minipersonajes de nuestra sexualidad estamos negando o suprimiendo y qué partes permitimos. Cuantos más minipersonajes sexuales tengamos, más completos seremos como personas. Recuerda que incluso esos minipersonajes a los que criticamos tienen una cualidad subyacente hermosa y empoderada con la que nos hace bien conectar.

Cuantas más facetas de ti mismo muestres, más partes de tu persona estarás permitiendo que amen los demás.

Ejercicio: ¿Qué aspectos de tu sexualidad estás negando?
(20 minutos)

Existen muchos motivos por los que inhibimos nuestra expresión sexual, pero el miedo a las críticas es el más importante. Este ejercicio te ayudará a integrar los aspectos de tu sexualidad que puedas ver en otros pero niegas en ti mismo.

1. Debes tener una libreta y un bolígrafo a mano y asegurarte de que dispones de un poco de tiempo para ti.

2. Tómate unos momentos para conectar contigo mismo: cierra los ojos y respira hondo.

3. Ahora piensa en una persona que consideres sexi y sexualmente segura. Puede ser algún famoso o alguien a quien conozcas personalmente.

4. Piensa en ella hasta que tengas una imagen bien clara de esa persona en la cabeza. Fíjate en cómo viste, en cómo se mueve, en sus expresiones faciales.

5. Ahora fíjate en cómo te sientes al observar a esa persona. ¿Te sientes excitado, feliz, celoso, inseguro, crítico o de alguna otra forma?

6. Fíjate en cómo se siente tu cuerpo mientras la observas. ¿Sientes expansión o contracción corporal mientras la miras? ¿Qué otras cosas notas?

7. Acerca tu conciencia a esa persona. Imagina que puedes colarte en su piel y convertirte en esa persona. No importa si es del mismo sexo que tú o del opuesto, solo tienes que jugar con la idea de convertirte en ella y ver qué se siente.

8. Ahora levántate y empieza a moverte por la habitación como si fueras esa persona. Quizá te apetezca bailar; puede que quieras mover la pelvis. Limítate a seguir los impulsos de tu cuerpo.

9. Deja que tus movimientos sean cada vez más sexuales y fíjate en cómo te sientes. ¿Con qué cualidades conectas cuando finges ser esa persona?

10. Cuando hayas captado lo que se siente al ser esa persona, abandona el juego y vuelve a ser tú mismo. Ponte de pie. Vuelve a cerrar los ojos si los habías abierto y fíjate en cómo te sientes en tu cuerpo. ¿Te sientes distinto a como te sientes normalmente?

11. Abre los ojos muy despacio, siéntate y toma algunas notas acerca de la experiencia. ¿Qué has descubierto? ¿Has advertido alguna energía nueva en ti con la que hayas conectado?

Ahora que ya has acabado el ejercicio, vamos a compartir contigo el secreto que se esconde detrás de él: cualquier cosa con la que hayas conectado es algo que forma parte de ti. Lo que sea que imaginemos sobre otras personas solo es una proyección de alguna parte de nosotros mismos que no hemos interiorizado. No era la persona en la que estabas pensando quien ha expresado lo que sentías o se movía o bailaba, eras tú. Eras tú dándote permiso. Utilizando al otro como excusa podemos acceder a partes de nosotros mismos que quizás hayamos criticado en el pasado y a las que, en consecuencia, nos hayamos cerrado.

La próxima vez que practiques sexo o hagas el amor quizá te apetezca imaginar que eres esa persona en la que has pensado o conectar con las cualidades que has sentido en esa persona al representar su papel. Tal vez esté emergiendo una parte nueva de tu identidad sexual que quiere jugar y divertirse. Concédete el permiso para explorarlo y disfrutar de la experiencia.

EL SEXO EMPIEZA CONTIGO

Con un poco de suerte, el ejercicio anterior te habrá demostrado que las cualidades sexuales que estabas proyectando en otras personas son, en realidad, algo que puedes encontrar en tu interior.

Y eso es muy importante. Nuestra cultura tiene una visión muy distorsionada de la sexualidad. Parece que nos diga que el sexo es algo que ocurre cuando conocemos a otra persona. Y si nos creemos eso, entonces dependemos de otras personas que nos hagan sentir sexuales. Como una princesa que está esperando a que aparezca su príncipe azul. Espera con impotencia y, entretanto, pierde todo su poder porque acaba dependiendo de las acciones de otra persona.

Esto pasa mucho en el sexo. Parece que, en especial, las mujeres protagonicen una historia en la que no puedan expresar su sexualidad a menos que otra persona les haga algo. Algunas personas no se permiten manifestar su sexualidad sin que otra persona las excite. Otras están esperando a que alguien les «proporcione» un orgasmo.

La idea de que necesitamos que otra persona nos haga sentir nuestra sexualidad es una forma segura de perder todo el poder sexual.

Pero en realidad no necesitamos que nadie despierte nuestra sexualidad. Es algo que todos llevamos dentro y que podemos despertar en nosotros mismos. Es cierto que puede ser delicioso compartir esa energía con otras personas, pero no es un requisito esencial para poder disfrutar de ello.

Cuanto más exploremos nuestra sexualidad con nosotros mismos, mejor la conoceremos y más cómodos nos sentiremos con ella.

Cuando nos permitimos explorar la diversidad y las variaciones de nuestra expresión sexual personal, descubrimos lo que nos excita de verdad y el abanico de posibilidades que esto puede ofrecernos para sentirnos sexualmente vivos.

¡DATE PLACER!

Ya hemos empezado a entender cómo podemos redefinir nuestra relación con las fantasías examinando sus significados más profundos y dándonos permiso para desear aquello que de verdad queremos. Ahora podemos empezar a ponerlo en práctica aprendiendo a amar nuestra sexualidad mediante las distintas formas que tenemos de darnos placer a nosotros mismos.

El concepto de darse placer no contiene ninguna de las connotaciones negativas que tiene la palabra «masturbación» para muchas personas. Darse placer tiene mucho más que ver con la autoestima, y también es más preciso. Como la sexualidad empieza en uno mismo, explorar el placer de nuestro cuerpo es una parte esencial del proceso.

¿Cómo vas a pedirle a otra persona que te dé placer sexual si no sabes lo que te gusta?

Si te das placer a menudo obtendrás muchos beneficios. Para empezar, entenderás por qué tu cuerpo te da placer. También amarás más tu sexualidad y estarás más cómodo con ella.

> *Darse placer es un acto de empoderamiento. Cuando eres capaz de darte placer, ya no dependes de nadie para que lo haga por ti.*

Descubrirás los distintos matices en las reacciones de tu cuerpo y, al hacerte responsable de tu propio placer y de tu deseo, recuperarás parte de la potencia sexual que puedes haber entregado a otras personas. Además, cuanto más placer te des y mejor conozcas tu identidad sexual, más claros tendrás tus límites. Cuando ya tengas claro lo que te gusta y lo que no, serás más capaz de comunicar esos límites a los demás.

Puedes seguir con tu viaje para conocer mejor tu identidad sexual comprometiéndote a hacer una práctica diaria que consista en darte placer durante, por lo menos, 30 días. Quizá ya te des placer de forma regular; tal vez sea la primera vez que intentes hacer algo así. Sea cual sea tu caso, te invitamos a vivir esta nueva experiencia. Como la energía sexual está concentrada en los genitales, es muy fácil convertirlos en el objetivo cuando estés dándote placer. Sin embargo, para este ejercicio, y como guía general para practicar sexo real, te recomendamos que empieces haciéndolo sin tocarte los genitales, sino estimulándote todo el cuerpo. Tus genitales no son la única zona erógena que tienes, es todo el físico. Cada centímetro de tu cuerpo puede darte placer, ¿por qué limitarlo a los genitales?

Ejercicio: Darse placer de una forma nueva
(por lo menos, 60 minutos)

Tanto si te das placer de forma habitual como si no, te sugerimos que imagines que nunca lo has hecho antes y explores tu cuerpo con curiosidad e intentes descubrir lo que más te gusta. Lo que estás buscando es la forma de reconectar con la riqueza de sensaciones y los placeres sutiles que son innatos en tu cuerpo. Muévete muy despacio, siente y sé consciente de las sensaciones y las emociones que pueden surgir, y respira.

1. Empieza asegurándote de que dispones de la privacidad necesaria y que tienes un rato de tranquilidad, y crea un espacio cálido y acogedor para que puedas disfrutarlo con todos los sentidos. Podrías conseguirlo bajando la luz, con aceites esenciales, encendiendo algunas velas o poniendo música sensual. También puedes empezar dándote un baño con aceites esenciales. Utiliza cualquier cosa que te ayude a conectar con tu cuerpo y a relajarte por completo.

2. Elige la postura que mejor te vaya para hacer este ejercicio: sentado, tumbado en la cama o en el suelo. Lo más importante es que estés cómodo.

3. Tómate algún tiempo para relajarte y respira hondo; solo debes sentirte a ti.

4. Cuando estés preparado, empieza a explorarte el cuerpo muy despacio: podrías comenzar tocándote el cuello, la cara, las mejillas, los laterales de las manos y los brazos. Toca o acaricia tu cuerpo despacio y con delicadeza, y disfruta de las sensaciones.

5. Puedes utilizar accesorios que te ayuden a variar las sensaciones: retales de piel, seda, plumas de distintas clases, incluso pegar a la piel metales fríos o una taza de té cálida (pero no caliente) pueden resultar deliciosos.

6. Explora qué sensaciones te dan más placer. Tus caricias pueden ser suaves y lentas o ásperas y estimulantes. Fíjate en cómo reacciona tu cuerpo a los diferentes estímulos, y date lo que más te apetezca en cada momento.

7. Cuando te hayas despertado todo el cuerpo, puedes empezar a estimular zonas erógenas más directas, como la cara interior de los muslos, los labios, los pechos y los pezones. Prueba a tocarte estas zonas de formas distintas: con suavidad, con firmeza, pellízcate, aprieta, acaríciate, rózate con delicadeza, etc.

8. Date libertad para mover todo el cuerpo y para ondular la tripa y la columna con la agradable energía derivada del placer que estás acumulando en el cuerpo.

9. ¡Haz sonidos! ¡Respira, suspira, ruge! Deja que tu voz ayude a que las sensaciones vibren físicamente por todo tu cuerpo.

10. Cuando tu cuerpo se sienta vivo puedes empezar a estimularte suavemente los genitales. Inclúyelos en tus caricias como lo harías con cualquier parte del cuerpo, pero no ignores las demás zonas. Ve muy despacio, como si fuera la primera vez que te tocaras los genitales.

11. Cuando la energía empiece a aumentar y quieras concentrarte más en los genitales, no lo hagas con la intención de intentar alcanzar el orgasmo. Sencillamente, deja que tu cuerpo te guíe hacia el placer.

12. Si te excitas mucho y empiezas a acercarte al orgasmo no pasa nada, pero no lo conviertas en el objetivo del ejercicio.

13. Asegúrate de que vas haciendo pausas regulares, respiras y sientes todo tu cuerpo. ¿Dónde está el placer? ¿Qué sensaciones notas de las que normalmente no eres consciente?

14. Cuando creas que has terminado el ejercicio, toma algunas notas sobre lo que has aprendido acerca de ti mismo.

Cuando empiezas a permitirte experimentar distintas clases de placer en tu cuerpo y a hacerlo de formas diferentes es cuando comienzas a aprender más sobre tu identidad sexual, que es una pieza clave del viaje hacia el sexo real. También podrás utilizar esta información para jugar con diferentes minipersonajes, cosa que puede hacerte sentir un nuevo control sobre tu sexualidad.

Cuando tienes distintos niveles de expresión, eres tú quien elige cómo expresarse; no estás condenado a repetir los mismos patrones trillados con los que quizá te sientas seguro, pero que pueden acabar siendo aburridos y limitarte.

Cada vez que te arriesgas a expresarte de una forma que se sale ligeramente de tu zona de confort, creces.

Aunque quizá te sientas incómodo ante la posibilidad de tus propias críticas al adoptar ciertas formas de expresión, todo comportamiento tiene una cualidad interior que siempre es positiva.

Aplicar esta perspectiva a tus fantasías y a tus deseos reprimidos puede resultarte muy útil para acabar con la vergüenza que te han enseñado a sentir acerca de los distintos aspectos de tu energía de Eros natural, facetas que no encajan con las normas de la sociedad civilizada. Es más, al tomar el control de esa parte de tu identidad sexual, estarás adoptando una forma de funcionar más libre y real que no implica depender de los demás para hacerte sentir de una forma determinada. Recuerda que el sexo empieza contigo, y que cuanto más sepas sobre lo que te da placer, lo que te excita y lo que deseas, más capaz serás de crear experiencias satisfactorias para ti y para aquellas personas con las que decidas compartir tu sexualidad.

CLAVE 3:
RECUPERA TU CUERPO

La desconexión con la energía de Eros del cuerpo tiene un gran impacto sobre todos nosotros. Cuando aprendemos a no confiar en nuestro cuerpo porque nos dicen que los sentimientos naturales son vergonzosos y deberíamos evitarlos, creamos una división entre cuerpo y mente. Aprendemos a desconfiar de nuestros impulsos naturales y a desconectar de nuestro cuerpo, nuestro instinto y nuestra intuición. Cuando desconectamos de nuestro cuerpo, de nuestra fuerza interior y de nuestro guía interior instintivo, construimos ideas nuevas. Y así surgen esos modelos de comportamiento —es decir, de buen comportamiento— que hemos aprendido de nuestro entorno.

Cuando se trata de sexualidad, esto es especialmente significativo porque la sexualidad está muy conectada a las sensaciones de nuestro cuerpo. Cuando solo podemos basarnos en nuestras imágenes mentales para comprender y expresar nuestra sexualidad, nos quedamos atrapados entre los mensajes contradictorios de la sociedad sobre represión sexual y la predisposición sexual perpetua de los anuncios y la pornografía, de los que ya hemos hablado en la Introducción.

Nos hacemos una imagen mental de lo que debería expresar nuestra sexualidad, en lugar de tener un sentimiento integrado y palpable de ella.

En lugar de expresar nuestra verdadera identidad, acabamos practicando sexo limitados por los minipersonajes que hemos creado en respuesta a las normas sociales y lo que pensamos que se espera de nosotros. Nuestra sexualidad se convierte en algo externo definido por otra persona o por los juicios de la sociedad, en lugar de ser un sentimiento interior que encuentra su expresión natural.

Cuando nuestra sexualidad la definen y condicionan las imágenes mentales, perdemos conexión tanto con nosotros mismos como con nuestras parejas.

El motivo por el que este capítulo se titula «Recupera tu cuerpo» es para dejar claro que, por algún motivo, en nuestra cultura hemos perdido la posesión del cuerpo. Solo hay que fijarse, por ejemplo, en la forma que tenemos de referirnos a la relación que mantenemos con nuestro cuerpo: la llamamos «imagen corporal». No lo llamamos «sentido corporal» o «experiencia corporal». Esta etimología demuestra lo profunda que es la separación entre cuerpo y mente en esta cultura. Definimos la imagen que mantenemos con nuestro cuerpo utilizando una imagen mental que describe lo que pensamos cuando nos comparamos con otras personas y cómo vemos nuestro cuerpo desde fuera. No nos planteamos cómo lo sentimos o lo percibimos.

Cuando cuerpo y mente están tan separados, nuestros cuerpos se convierten en objetos.

Esta cosificación de nuestro cuerpo no es algo que nos imponga una pareja narcisista para satisfacer su placer. Lo hacemos nosotros mismos. Empezamos a juzgar nuestro cuerpo desde una perspectiva que podríamos llamar «el amigo crítico», una persona imaginaria que critica nuestro cuerpo.

Juzgamos nuestro cuerpo y nos relacionamos con él como si fuera un objeto que estuviera allí para aumentar nuestro atractivo a ojos de los demás.

Hay otros ejemplos: cuando nos ponemos enfermos, nuestro cuerpo nos está traicionando y queremos que nos arreglen; cuando definimos nuestra sexualidad y nuestra capacidad (y permiso interno) de expresarnos sexualmente valoramos si nuestro cuerpo es una parte buena o mala de nosotros, dependiendo de cómo creamos que lo percibirá la otra persona; y lo más importante, la imagen mental que utilizamos como modelo para emitir nuestros juicios está creada por lo que vemos: por los medios de comunicación, los anuncios y la pornografía.

Sin embargo, los cuerpos que vemos en los medios de comunicación están optimizados, perfeccionados o idealizados. Representan imágenes de belleza corporal que son visiones distorsionadas de lo que son la masculinidad y la feminidad. Es más, en las imágenes corporales que publican los medios y se ven en pornografía se muestra justamente todo aquello que hemos aprendido a reprimir: agresión y sexualidad. Por eso esas imágenes tienen tanto impacto sobre nosotros: nos muestran lo que nos han enseñado a reprimir internamente.

El hombre ideal se representa mediante una imagen potente, con una erección perpetua, fuerte, musculoso, agresivo (recuerda que la sociedad nos ha enseñado a reprimir nuestra ira, incluso aunque sigamos temiendo a «lo que nos dicen que es peligroso»). La mujer ideal se representa joven y delgada (controlada, débil, no se le permite tener un cuerpo grande y poderoso, ni tampoco la madurez y la sabiduría propias de la edad y la maternidad), y está muy sexualizada, tiene unos pechos y unos labios aumentados artificialmente que le dan el aspecto propio de alguien que acaba de practicar sexo oral.

Estas imágenes proporcionan estereotipos que generan mensajes internos y, a su vez, debilitan a las personas y las convierten en objetos. El hombre fuerte controla la sexualidad de la mujer débil mientras él, a su vez, vive controlado por su capacidad de practicar sexo, de disfrutar del comportamiento sexualizado de la mujer. Este es el inconveniente de la pornografía y de las imágenes corporales que han creado los medios de comunicación.

Por otra parte, también es importante que no caigamos en la tentación de demonizar la pornografía. El porno es un importante escape para todos los aspectos que estamos reprimiendo del poder, la potencia y la sexualidad que hemos perdido. Otro de los motivos que la convierten en algo tan deseable es que hemos creado muchos tabús. En la pornografía podemos ver esas partes de nosotros mismos que no nos permitimos sentir ni expresar en la vida real.

Cuando hablamos de las ventajas y los inconvenientes de la pornografía, es importante que seamos capaces de comprender ambas perspectivas:

La pornografía no solo representa imágenes corporales y estereotipos de género distorsionados, también demuestra que la sociedad nos enseña a desconectarnos de nosotros mismos.

En ese sentido, la pornografía pone de manifiesto todo aquello que suprimimos colectivamente. Los valores culturales y sociales nos dicen que debemos reprimir la agresión y la sexualidad como percepciones sensoriales, pero que sí están permitidas dentro de la imagen corporal. Lo más curioso es que en forma de imagen todo está bajo control. Esto es debido a la acción de esa separación entre cuerpo y mente y a la represión de la energía de Eros.

No es de extrañar que tengamos problemas para congraciar nuestra imagen corporal con cómo nos sentimos realmente. Y tampoco debe sorprendernos que nuestra imagen corporal nos afecte de forma negativa, nos consuma y nos haga sentir impotentes respecto a cómo nos sentimos en nuestro cuerpo, a cómo nos percibimos.

Por lo tanto, la pregunta es: ¿cómo podemos dejar de ver nuestro cuerpo como una mera imagen y conectar de nuevo con nuestra energía de Eros? ¿Cómo podemos recuperar nuestro cuerpo? Nosotros sugeriríamos una respuesta hermosamente simple: sintiendo; desprendiéndonos de nuestras imágenes mentales y desarrollando una relación con nuestro cuerpo basada en la percepción. Tal como dijo Fritz Perls, el fundador de la terapia Gestalt: «Escapa de tu mente y concéntrate en tus sentidos». Otra forma de expresar esta idea podría ser: «Abandona tu mente y acepta la experiencia sensorial del flujo natural de tu energía de Eros».

Para hacerlo, quizá debamos atravesar la capa de estándares de perfección impuestos por la sociedad que están controlando nuestra sexualidad. Quizá necesitemos liberarnos de nuestras imágenes mentales y dejar de proyectar perfección en nuestros cuerpos, esas voces de nuestra cabeza que nos dicen que no somos atractivos o lo suficientemente perfectos para ser sexuales o alcanzar un buen grado de satisfacción sexual. Si conseguimos superar eso, podríamos encontrar una forma de percibir nuestro cuerpo que nos empoderará muchísimo y nos dará una gran libertad de expresión sexual.

Ejercicio: Tu cuerpo como imagen *(40 minutos)*

Este ejercicio está diseñado para que seas consciente de lo que estás proyectando en tu imagen corporal y de qué forma te afecta; es un primer paso para ayudarte a alcanzar una relación perceptiva con tu cuerpo.

1. Tendrás que asegurarte de que dispones de un poco de tiempo para ti y de que tienes a mano una libreta y un lápiz.

2. Siéntate en una posición cómoda, cierra los ojos con suavidad y relájate. Concéntrate en tu respiración y fíjate en cómo te sientes al respirar. Tómate tu tiempo.

3. Ahora concéntrate en eso que denominamos «imagen corporal», en la relación que tienes con tu cuerpo. ¿Qué pensamientos o críticas suelen venirte a la cabeza cuando ves tu cuerpo en un espejo o cuando te comparas con otras personas? Fíjate tanto en los malos como en los buenos pensamientos.

4. Conecta con algo que te guste de tu cuerpo, no importa lo grande o pequeña que sea la parte que elijas. Tómate tu tiempo para apre-

ciarla como es debido y sentirte agradecido por tenerla. Imagina que respiras con esa parte de tu cuerpo y fíjate en cómo puedes generar sensaciones placenteras solo adquiriendo una conciencia positiva de esa zona.

5. Sin desprenderte de esa conciencia, conecta con una parte de tu cuerpo con la que te sientas menos positivo. ¿Cuáles son las zonas de tu cuerpo más problemáticas? ¿Las imperfecciones que crees tener están relacionadas con los estereotipos impuestos por los medios de comunicación de los que hemos hablado antes? ¿Por qué te cuesta tener esa característica corporal en concreto? ¿Qué significado le das?

6. Fíjate cómo, al darle a esa supuesta imperfección un significado, la estás juzgando desde el punto de vista de «otro». ¿Quién es ese otro? ¿Es alguien que conozcas: uno de tus padres, algún amigo, un amante del pasado o actual? ¿O solo es una especie de sensación de «estar fuera de lugar»?

7. Piensa en las palabras críticas de ese otro y en cómo te hacen sentir.

8. Ahora vuelve a concentrarte en esa parte de tu cuerpo con la que no estás cómodo. Imagina que respiras con ella y que la sientes de verdad igual que estás percibiendo esos mensajes críticos. ¿Qué notas? ¿Sientes que esa parte del cuerpo forma parte de ti o la sientes como algo externo a ti? ¿Estás creando una separación entre ti y tu supuesta imperfección?

9. Ahora interroga a esta parte del cuerpo: si pudiera hablar, ¿qué diría? ¿Qué le duele, qué es lo que más desea? (Quizá quieras recordarte los anhelos, las necesidades y las cualidades interiores de las que hablamos en el capítulo «Comprende tu deseo», ver página 63.)

10. Si pudieras satisfacer las necesidades de esa parte de tu cuerpo, ¿cómo te sentirías contigo mismo? Mientras lo imaginas, respira hon-

do y percibe cómo pueden cambiar las sensaciones cuando transmites mensajes positivos a esa parte de tu cuerpo y la integras en ti mismo.

11. Cuando estés preparado, abre los ojos muy despacio y toma notas sobre lo que has descubierto. Concretamente, debes plantearte si estás cosificando tu cuerpo y estás cediendo el poder de tu autoestima y apreciación personal al «amigo crítico».

El primer paso para alcanzar una relación perceptiva, intensa y orgánica con tu cuerpo es comprender que tu imagen corporal es una imagen creada por «amigos críticos», esas «personas imaginarias» que critican tu cuerpo. Son los estereotipos de género impuestos por el entorno lo que hemos interiorizado en forma de voces críticas. Cuando se activan, desconectamos de los aspectos de nuestro cuerpo que no nos gustan. Evitamos verlos y sentirlos, evitamos expresarnos de formas que nos podrían llevar a exponer esas supuestas imperfecciones. Esa desconexión significa que limitamos el flujo de energía de Eros en nuestro cuerpo y nuestra libertad de expresión natural.

Esto supone un gran impacto para la relación que mantenemos con nuestra sexualidad. Al estar desconectados de nuestra capacidad de percepción corporal, buscamos modelos que nos enseñen lo que debemos sentir y cómo debemos comportarnos, y los encontramos en los medios de comunicación y en la pornografía. Nuestra sexualidad se convierte en una representación en la que la otra persona es la protagonista, y nosotros acabamos gravemente afectados por nuestras imágenes mentales. Y esperamos a que sea la otra persona quien defina nuestra sexualidad.

Es decir, y esta es una de las ideas básicas de este libro:

Tu sexualidad no está definida por tu imagen corporal.
Más bien al contrario: tu imagen corporal procede
de la relación que mantengas con tu sexualidad.

Esto significa que cuando nos permitimos conectar y sentir la energía eró-tica de nuestro cuerpo, sin importar si tenemos pareja o no, percibimos nuestro cuerpo de una forma diferente.

Si permitimos que la energía de Eros fluya por nuestro cuerpo, al final cambiará nuestra forma de percibirnos.

Nos conecta con las partes de nuestro cuerpo de las que nos hemos desconectado porque nos incomoda su aspecto. Y cuando sentimos que esa crítica se ha desactivado, empezamos a encarnar nuestro cuerpo.

Muchos de los clientes que vienen a nuestra consulta tienen imáge-nes corporales muy críticas. Para ellos, eso significa que, hasta que no hayan solucionado esas cosas (perder peso, ganar peso, aumentar la masa muscular, eliminar cicatrices o hacerse la cirugía estética), nadie se sentirá atraído por ellos y no podrán aceptar su sexualidad. Si recorda-mos a ese «crítico» que nos está hablando en la cabeza cuando juzgamos nuestro cuerpo, resulta evidente que cuando permitimos que nuestra imagen corporal determine si podemos ser sexuales o no, perdemos todo el poder.

Estamos esperando a que ese «crítico» nos dé permiso para aceptar nuestra sexualidad. Y volvemos a desconectar de la energía de Eros. Esta es una situación desempoderadora que, lamentablemente, experimentan muchas personas.

Irónicamente, esta situación también crea las imágenes mentales que tenemos en la cabeza. Cuando desconectamos de nuestros cuerpos y no nos sentimos sexualmente vivos, los demás lo perciben y no se sienten atraídos por nosotros. La visión crítica que tenemos de nuestra imagen corporal y la desconexión sexual se convierten en la profecía que se cum-ple. No importa que tengamos una expresión sexual activa, ya sea dándo-nos placer a nosotros mismos o practicando sexo con una pareja o un cónyuge. Si sentimos vergüenza cuando nos damos placer o vemos porno-grafía, o si intentamos esconder el cuerpo cuando estamos practicando sexo, estamos negando y reprimiendo nuestra expresión sexual. Nuestro cuerpo no tiene la energía de Eros, sentimos vergüenza de nuestra identidad sexual, y eso significa que los demás lo percibirán y les pareceremos menos atractivos.

Lo importante no es cómo sea nuestro cuerpo,
sino cómo nos sintamos respecto a él.

Si no nos permitimos sentir la energía de Eros nos veremos poco atractivos y, en consecuencia, los demás también nos verán así. Si permitimos que la energía de Eros fluya libremente, los demás percibirán nuestra intensidad y querrán conectar con ella. En otras palabras, para que podamos recuperar nuestro cuerpo, necesitamos excitarnos a nosotros mismos.

Tenemos que dejar que la energía de Eros fluya
por nuestro cuerpo con libertad.

Sin embargo, gustarnos a nosotros mismos no significa que logremos tener una imagen corporal que satisfaga al «crítico» para que, cuando nos comparemos con los estereotipos con los que nos bombardean los medios, nos veamos lo bastante atractivos como para sentirnos sexuales.

Es exactamente lo contrario. Gustarnos a nosotros mismos significa conectar con nuestra energía sexual innata.

Nuestra energía sexual innata es una energía que nadie
puede darnos y que nadie puede quitarnos. Es nuestra.

Gustarnos significa conocer los placeres y las sensaciones sutiles de nuestro cuerpo. Eso no incluye el consumo de pornografía u otros estímulos externos. No se trata de lo que se supone que debes sentir —las expectativas que tienes de ti mismo—, sino de la experiencia concreta real.

LA ANATOMÍA DEL PLACER: ZONAS ERÓGENAS

Como ya dijimos en el capítulo «Comprende tu deseo» (ver página 63), la mayoría de las personas creen que el sexo es una actividad que ocurre entre dos (o más) personas, que incluye los genitales y en la que, de alguna forma, la penetración tiene un papel protagonista. Como ya explicamos, el sexo es una energía que alterna entre la expresión sensual y la sexual, y tiene una cualidad de esas que «reconoces cuando la sientes» en su variedad de expresiones.

En el ejercicio del anterior capítulo, «Darse placer de una forma nueva» (ver página 116), te enseñamos que la energía sexual y el placer pueden sentirse en todo el cuerpo, no solo en los genitales. También es probable que hayas escuchado que en el cuerpo conviven lo que llamamos zonas erógenas principales y secundarias. Una zona erógena es una parte del cuerpo que tiene muchas terminaciones nerviosas y estimula nuestra respuesta sexual, el flujo de la energía de Eros.

Las zonas erógenas principales son los labios, la lengua, los pezones y la zona de los genitales; para los hombres son el prepucio, el glande y la corona del pene, la próstata y el ano. Para las mujeres son el clítoris, la vulva y el ano. La estimulación de las zonas erógenas principales conectará con una energía sexual explícita.

Las zonas erógenas secundarias están conectadas a una respuesta más sensual. Estas zonas incluyen muchas más partes del cuerpo, como la cara, el cuello, el pelo, las orejas, la cara interior de los codos, la zona del ombligo, los labios mayores, otras partes del pene no mencionadas antes, etc. Aunque estas zonas suelen estar conectadas a una respuesta sensual, su estimulación también puede provocar una reacción sexual.

Por lo tanto, el placer sexual procede de todo el cuerpo, no solo de los genitales. Cuando dejamos de pensar que el placer sexual equivale a la estimulación de los genitales, podemos empezar a reconectar con todo nuestro cuerpo como si fuera una zona erógena única. Y ese es un auténtico punto de inflexión.

Si percibimos el sexo como algo que solo tiene
que ver con la estimulación genital, tendemos a perseguir
únicamente la intensidad creciente de la energía sexual,
mientras que la energía sensual se convierte
en el preámbulo del «espectáculo principal».

Esto significa que nos convertimos en personas que solo piensan en alcanzar un objetivo y nos concentramos en llegar al orgasmo, y probablemente actuamos tanto para nosotros como para nuestra pareja, es decir que vivimos más preocupados por la imagen que podamos dar que por cómo nos sentimos.

Esta búsqueda de intensidad significa que tendemos
a perder la capacidad de sentir las energías
y las sensaciones sutiles de nuestro cuerpo.

No solo conseguimos que el momento se pierda a favor de ese objetivo, sino que el diálogo interior sobre si tú o la otra persona alcanzará el orgasmo podría activar una voz crítica en tu cabeza que restará posibilidades a la probabilidad de alcanzar el orgasmo.

Cuando nos concentramos en sentir la respuesta sexual innata, en lugar de pensar en ella aminorando el ritmo e incluyendo las sensaciones sutiles de las zonas erógenas secundarias, todo nuestro cuerpo cobra vida. Y eso cambia de forma inevitable la relación que mantenemos con nuestra imagen corporal. Recuerda que la relación que tenemos con nuestra sexualidad define nuestra imagen corporal, y no a la inversa.

Empezamos a gustarnos cuando disfrutamos de una experiencia de nosotros mismos positiva y encarnada. Cuando nos avergonzamos —y, por lo tanto, estamos desconectados— de nuestro cuerpo, no prestamos atención a las sensaciones sutiles que somos capaces de experimentar en las zonas erógenas secundarias ni somos conscientes de ellas. El truco está en darle la vuelta: tócate, conócete, descubre lo que te gusta, disfruta de la capacidad de sentir placer de todo tu cuerpo, y desde ahí podrás construir una relación intensa, palpitante, perceptiva y placentera con tu cuerpo. ¡Es hora de empezar a jugar!

Ejercicio: Ama tu cuerpo *(45 minutos)*

Este ejercicio es una variación de aquel sobre darse placer que incluimos en el capítulo anterior, pero esta vez el objetivo es el de disfrutar una experiencia perceptiva con tu cuerpo desde el contacto presente. Cuando empiezas a generar esa energía en ti mismo en lugar de esperar a que te la proporcione otra persona, la relación que mantienes con tu imagen corporal cambia.

Para hacer este ejercicio necesitarás una venda o algún pañuelo suave para taparte los ojos. También deberías leer las instrucciones completas para hacer el ejercicio ahora, porque después tendrás los ojos tapados.

1. Asegúrate de que dispones de un rato para ti. Prepara el dormitorio para un encuentro amoroso, un entorno sensual y cómodo. Enciende algunas velas, aromáticas quizás, y asegúrate de que la habitación esté calentita y acogedora. No sugerimos que pongas música durante estos ejercicios porque debes concentrarte en ti mismo.

2. Mientras estás todavía vestido, siéntate en la cama o en el colchón y tápate los ojos con delicadeza. Tómate algunos minutos para respirar con suavidad y sentirte.

3. Ahora, colócate ambas manos sobre el corazón y respira hondo desde el corazón durante unos momentos. Siente cómo responde ese órgano cuando entras en contacto con él. Imagina que estás estableciendo una conexión invisible entre tu corazón y tus manos, como si fueran hilos de energía que te nacen del corazón hasta llegar a tus manos. Nota cómo tus manos cobran vida, se llenan de

sensaciones, y solo porque has concentrado tu conciencia amorosa en ellas.

4. Ahora empieza a mover los dedos muy despacio. Deja que tus dedos se perciban entre ellos. Deja que tus manos se sientan entre ellas. Siente la vasta riqueza de sensaciones que perciben tus manos mientras se exploran la una a la otra por primera vez.

5. Deja que tus manos exploren tu cuerpo mientras sigues vestido. Mueve las manos lo más despacio que puedas y ve sintiendo la riqueza de las distintas sensaciones a medida que vas tocando las diversas partes de tu cuerpo, los diferentes volúmenes y las diferentes superficies.

6. Ahora imagina que eres tu primer amante y empieza a desnudarte muy despacio acompañado de la tierna y compasiva excitación de cada sensación nueva. Siente el placer en las yemas de los dedos a medida que tus manos se deslizan por tu piel.

7. Mientras te vas desnudando, siente de qué forma reacciona cada parte de tu cuerpo a tus tiernas caricias. Respira percibiendo esa sensación, y utiliza tu respiración para entrar en contacto con la parte del cuerpo que te estés tocando. Nota cómo crece la sensación.

8. Deja que tus manos encuentren su propio camino y quédate con las sensaciones de cada caricia, como si te estuvieras tocando por primera vez. Evita caer en una rutina, y sigue acariciándote con suavidad y ternura de forma consciente.

9. Respira con todo el cuerpo y nota cómo eso aumenta la sensación: cuanto más conectes con las caricias, más autoestima sentirás.

10. Cuando hayas despertado todo tu cuerpo, ponte una mano sobre el corazón y la otra en los genitales. Siente la conexión que hay entre ambos. Tómate tu tiempo.

11. Di en voz alta la siguiente afirmación y siéntela con todo el cuerpo: «amo mi cuerpo sexual». Repítelo hasta que lo sientas.

12. Cuando creas que estás preparado, quítate la venda de los ojos y tómate el tiempo que necesites para volver a la habitación. Toma algunas notas en la libreta relacionadas con la experiencia.

TOMA POSESIÓN DE TU CUERPO

En este ejercicio hemos desactivado la «voz crítica» para poder establecer una relación perceptiva y de corazón con nuestro cuerpo. Cuando se activa la «voz crítica» entramos en nuestra mente y criticamos nuestro cuerpo desde la imagen mental que tenemos de nuestra figura, que raramente alcanza los estereotipos culturales idealizados. A menudo acabamos sintiendo vergüenza o autocrítica, cosa que nos hace desconectar de nuestro cuerpo, y somos incapaces de sentir las sensaciones sutiles de la energía de Eros que hay en él.

Cuando utilizamos todo el cuerpo como patio de juegos del placer y las sensaciones sin actuar para otra persona ni hacer nada en busca de algún orgasmo, sino solo para sentir el flujo natural de la energía de Eros, volvemos a sentirnos vivos.

No tenemos que escuchar a la «voz crítica» para establecer una relación con nuestro cuerpo. En una experiencia perceptiva seremos menos dependientes de la imagen corporal y estaremos más centrados.

Como terapeutas sexuales, lo que queremos conseguir es que establezcas una nueva relación con tu cuerpo, que le quites a la «voz crítica» la capacidad para opinar sobre tu figura, que te ganes el derecho a vivir una experiencia perceptiva y consigas controlar tu cuerpo, porque habitas en él y sabes lo bien que eso te hace sentir.

Lo primero que debes comprender para llegar a controlar
tu cuerpo es que no solo tienes un cuerpo,
sino que eres un cuerpo.

Este es un enfoque radicalmente diferente a lo que estamos acostumbrados respecto a la forma que tenemos de gestionar nuestro cuerpo: cómo cuidamos de él cuando nos ponemos enfermos o cuando nos sentimos —tal como lo definió un cliente— como «un cerebro encerrado en un tarro». En esta propuesta más empoderada te invitamos a encarnarte y asumir una responsabilidad absoluta, en el sentido más profundo. Tu cuerpo no es una carcasa externa que te pertenece. ¿Y si en realidad fuera al revés y tú pertenecieras a tu cuerpo? No hay dos partes, solo hay una.

Nosotros queremos que te experimentes a ti mismo y al mundo a través de tu cuerpo. Que sepas que cuerpo y mente son uno solo y que cada una de esas partes solo es otro aspecto de la anterior. De esa forma adquirirás la plena responsabilidad de ser uno con tu cuerpo. Y, de la misma forma, si te duele alguna parte del cuerpo o estás enfermo, no es tu cuerpo quien necesita sanar, eres tú.

TU CUERPO LLEVA ESCRITA TU HISTORIA

Otra forma de experimentar el mundo a través de tu cuerpo y llegar a conocerlo plenamente es sabiendo que tu cuerpo lleva escrita tu historia. Todas las experiencias que hemos vivido y todas las emociones que hemos sentido están almacenadas en el cuerpo. Las terapias somáticas y las de trabajo corporal, como nuestra modalidad, la Psychosexual Somatics®, la bioenergética, el Rolfing®, el método Rosen, la terapia craneosacral e incluso los masajes convencionales, están todos basados en el mismo conocimiento sobre los bloqueos emocionales y energéticos que se han convertido en los patrones de tensión que acumulamos en el cuerpo. Nuestras expresiones faciales, las arrugas, nuestra postura corporal, la composición y la estructura de nuestras extremidades y las distintas partes del cuerpo, los puntos en los que almacenamos tensión y las zonas que tenemos más deshinchadas, las zonas donde acumulamos grasa o tenemos más musculadas, e incluso la forma en la que la energía sexual circula por nuestro interior, todo tiene que ver con la forma que tenemos de almacenar las emociones en nuestro cuerpo.

Es muy probable que las similitudes físicas que tengamos con nuestros padres sean un reflejo de patrones de pensamientos y creencias que hayamos heredado de forma inconsciente. No solo somos susceptibles a una herencia genética aleatoria: también existe el mapa que conforma el potencial, y además están nuestras creencias, que crean la actualización física.

Esto significa que nuestro aspecto corporal es el producto de nuestras creencias y las experiencias que hayamos vivido.

Cuando proyectamos una imagen corporal negativa en nuestro cuerpo, significa que hay algo de nosotros mismos que desconocemos. Culpamos a nuestro cuerpo porque nos resulta demasiado difícil controlar esa emoción. Si hay alguna parte de nuestro cuerpo que no nos gusta, debemos preguntarnos: «¿De qué estoy culpando a mi cuerpo? ¿Qué me está diciendo mi cuerpo acerca de lo que pienso de mí mismo?»

Es muy probable que descubramos que la mayor parte de nuestras experiencias negativas se hayan originado en la infancia.

Por ejemplo: no nos prestaban la atención suficiente o no nos querían o aceptaban lo suficiente, y eso nos hizo desarrollar una imagen de nosotros mismos negativa que quizá siguiera reafirmándose a lo largo de la vida adulta. Acabamos creyendo que, en el fondo, no éramos lo bastante buenos, importantes, atractivos, inteligentes, interesantes o capaces, etc. Y aunque muchos de nosotros hemos encontrado distintas formas de esconder nuestras inseguridades alcanzando otras metas, la relación que mantenemos con nuestro cuerpo sigue conservando esa creencia en la memoria. En ese sentido, cuando decimos que nuestro cuerpo lleva escrita nuestra historia, nos referimos a que nuestro cuerpo lleva escritas las historias y los mensajes que nos decimos a nosotros mismos, la historia en forma de creencia interior que se ha convertido en nuestra historia. De ahí que nuestro cuerpo sea el reflejo de la persona que creemos ser. Y aceptar nuestro cuerpo también significa aceptar nuestra historia.

Evidentemente, nuestro cuerpo también lleva escrito nuestro historial físico. Ejercicio, dietas, nacimiento, envejecimiento, cicatrices, enfermedades, estrés, insomnio, bronceado, tabaco, alcohol, etc., son factores conocidos que impactan en nuestro cuerpo.

Algunos de ellos son producto de elecciones que hemos tomado, y otros son cosas que nos han ocurrido, pero todo forma parte de la verdad sobre quiénes somos.

Recordemos las famosas palabras de Keats:

La belleza es verdad, y la verdad es belleza.
Todo eso y nada más habéis de saber en la tierra.
De Oda a una urna griega de John Keats, 1819

La belleza, en este sentido, es la autenticidad: ser quienes somos, en la plenitud de nuestra humanidad, con nuestras arrugas, cicatrices, michelines y carnes flácidas, porque esas cosas son las que nos convierten en quienes somos y las que nos dan profundidad. En ese sentido, la perfección del tipo muñeca Barbie no es belleza, pero sí lo es una mujer que expresa su verdadero yo. Esa clase de mujer acepta la historia de su vida y su cuerpo sin vergüenza. Y está permitiendo que brille la auténtica belleza de su ser.

La historia de Diana
• • • • • • • • • • • • • • • • •

Diana, una mujer de 32 años, vino a vernos porque tenía dificultades para practicar sexo y mantener relaciones de pareja. Era una mujer atractiva, de curvas redondeadas, pero se describía a si misma como «una gorda con las piernas como troncos». Creció en una comunidad muy abierta en la que la desnudez era muy común. Describía a su madre como una mujer muy poco conectada con su feminidad y a su padre como un tipo con una energía masculina dominante: llamaba perezosa a Diana y solía decirle que tenía el culo gordo. A pesar de su preciosa apariencia y de que desprendía una energía segura y elegante, nunca había tenido ninguna relación de pareja y solo había experimentado encuentros sexuales poco satisfactorios o muy malos.

Era evidente que tenía una imagen corporal muy negativa y que había interiorizado el juicio de su padre como esa «voz crítica» de la que ya hemos hablado. Es más, el entorno en el que creció, que ella había percibido como un mundo sin ataduras y ligeramente sexualizado, había propiciado su reacción: se sentía muy intimidada por su desnudez, especialmente cuando estaba con hombres. Había aprendido a reprimir su energía de Eros de una forma muy efectiva debido a la vergüenza que sentía de su cuerpo, y porque la energía de Eros también estaba asociada a comportamientos desenfrenados.

Al vivir privada de su energía de Eros, no podía sentirse de un modo positivo y había perdido la conexión con su cuerpo, que se había convertido en su enemigo. No tenía una visión positiva de sí misma, sino que no dejaba de compararse con otras personas y con la imagen corporal idealizada creada por los medios de comunicación. Esta visión negativa, de una imagen corporal crítica y una energía de Eros reprimida, le dificultaba mucho intimar con otras personas. Había aprendido a reprimir sus emociones negativas mostrándose como una mujer fuerte y segura, pero bajo esa superficie subyacía tal resentimiento hacia ella misma que no permitía que se le acercara nadie.

Durante el transcurso de nuestro trabajo empezó a comprender su ira y la sensación de inseguridad que tenía cuando se relacionaba con hombres, algo que se había originado en las experiencias de su infancia. Comprendió que las situaciones íntimas liberaban viejos patrones de defensa contra experiencias de abusos del pasado. Aquello le resultó muy liberador, porque le permitió vivir el presente, la realidad de su experiencia actual. Aprendió a conectar con su cuerpo y a percibir las sensaciones que le provocaba cada caricia, cada momento. Y de esa forma pudo decidir si estaba segura o no, si quería intimar con esa persona o si debía poner algún límite saludable en según qué situaciones. Cuando fuimos encontrando las distintas formas para que pudiera expresar las emociones negativas que había acumulado desde la infancia, empezó a sentir menos necesidad de poner distancia con los demás. Poco a poco fue permitiéndose intimar y disfrutar de experiencias sexuales positivas. Sin embargo, lo más importante de este caso es que, cuanto más contactaba con la energía de Eros, más cambiaba la relación que tenía con su imagen corporal. Tal como dijo ella misma:

«Gracias al trabajo que hemos hecho he descubierto que no estoy tan mal como pensaba, y he comprendido de dónde venían todos esos patrones negativos. Y ahora ya no los necesito. Ya no tengo que preocuparme de las voces críticas de otras personas (en especial, mis padres). Es verdad que sigo sin tener la figura que me gustaría tener, pero el resto de mí está muy bien. Ya no se trata de que yo me controle y busque la perfección para conseguir ser lo bastante buena y poder conectar con otras personas y ser amada, sino de atreverme a ser quien soy, y eso no tiene nada que ver con los demás.»

Cuando estamos conectados con nosotros mismos mediante una experiencia perceptiva y encarnada conectada a nuestra energía de Eros, y no dependemos de los demás, ni mediante el permiso ni mediante la aceptación, las historias negativas que tenemos arraigadas se desintegran y somos capaces de vivir en el presente, de querernos y aceptarnos.

• •

LA DESNUDEZ

Por desgracia, en nuestra sociedad tenemos una relación con la desnudez ligeramente distorsionada.

Nuestra incomodidad con la desnudez procede,
por una parte, de la vergüenza que nos da nuestro cuerpo,
y por otra, de lo mucho que renegamos de nuestra
sexualidad.

Ambas cosas pueden afectar a nuestra forma de percibirnos. Como ya hemos visto en el caso de Diana (arriba), la vergüenza que le daba su cuerpo era algo que le habían inculcado, y también había experimentado la desnudez como algo intimidatorio y sexualizado. Los medios de comunicación promueven imágenes corporales idealizadas que generan juicios internos, pero no tenemos adónde acudir para saber cómo establecer una relación natural con nuestro cuerpo. Es como si la desnudez significara sexo; si estamos desnudos quiere decir que estamos buscando sexo. Y este planteamiento supone una gran pérdida.

Cuando renegamos de nuestra desnudez, renegamos de nuestro físico. Estamos enviando un mensaje claro a nuestro cuerpo: «no deberías estar aquí», transmitimos que el cuerpo desnudo es vergonzoso y debería esconderse. Como resultado, nos privamos del sentimiento de encarnación que permite fluir con libertad a nuestra energía de Eros.

Solo cuando nos sentimos cómodos con nuestra desnudez
somos capaces de sentir nuestro cuerpo.

Llegados a este punto tenemos que hacer una distinción importante. Estar en contacto con nuestra energía de Eros no significa que tengamos que expresarnos sexualmente; igual que la desnudez no es ningún indicativo de que queramos practicar sexo. Nuestra energía de Eros es nuestra energía vital. Informa al mundo de que estamos allí y estamos haciendo algo, da igual cuál sea la actividad que estemos practicando. La energía de Eros es la intensidad de nuestro cuerpo. Es muy importante que entendamos que como seres humanos somos seres sexuales, porque lo somos, no importa lo bien que se nos dé distanciarnos de nuestra sexualidad.

Sin embargo, el hecho de que seamos seres sexuales
no significa que queramos expresarnos sexualmente
en cualquier momento.

Solo se trata de aceptar nuestra naturaleza humana. Esto es muy importante, porque al aceptar nuestra naturaleza sexual también sabremos cuándo la desnudez o los comportamientos sexuales son consensuados y apropiados y cuándo no lo son. En Escandinavia, por ejemplo, bañarse desnudo en invierno es algo muy popular, y personas de todos los géneros y edades disfrutan de la sauna y los baños en un entorno relajado y no sexualizado. En ese entorno la desnudez no implica sexo, y la energía sexual puede contenerse de forma natural y respetuosa porque no está reprimida y los límites están claros.

Al mismo tiempo, en muchas otras partes del mundo, esta clase de desnudez pública sería impensable. Para mucha gente, dormir en pijama es algo normal, cosa que provoca una alienación del cuerpo.

Ni siquiera en nuestro sueño privado nos permitimos
mantener relación alguna con el cuerpo.

Eso nos desempodera mucho. Hemos interiorizado el control social de nuestro cuerpo y hemos permitido que penetre en lo más profundo de nuestro ser íntimo. Sentimos vergüenza y estamos incómodos cuando no tenemos una imagen idealizada tras la que poder escondernos y ocultar la inadecuación de nuestro cuerpo natural, porque no somos capaces de distinguir entre desnudez y sexo.

Esto es un círculo vicioso: cuantos menos cuerpos
naturales y desnudos veamos, más probable será que
nos comparemos con los estereotipos que nos presentan
los medios de comunicación, cosa que hará que rechacemos
nuestro cuerpo.

Y cuanto más rechacemos nuestro cuerpo, más rechazaremos nuestra energía sexual. Renegar de nuestra energía sexual es lo que nos hace vulnerables a sobrepasar los límites, tanto los de los demás como los nuestros, porque no sentimos, no sabemos quiénes somos. Y, en consecuencia, dependemos de imágenes mentales y creencias que nos han inculcado nuestros padres, la religión y la sociedad.

La forma de volver a tener una relación de empoderamiento con nuestra sexualidad y de amar nuestro cuerpo desde el interior es llegar a conocer cómo se siente nuestro cuerpo y escuchar sus historias; dominar la energía sexual natural del cuerpo, disfrutarla, pero ser consciente de dónde y cómo expresarla.

Puedes empezar por algo maravilloso que, además, es de lo más sencillo: duerme desnudo. Descubre cómo te sientes. Honra todas las historias que llevas grabadas en el cuerpo y la energía que fluye a través de él en todos y cada uno de sus movimientos. Y disfrútalo.

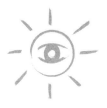

CLAVE 4:
DEBES ESTAR PRESENTE

La esencia del sexo real es la encarnación. Mucha parte del sexo ocurre en el cuerpo y, si vives la experiencia principalmente desde la mente, es muy probable que no estés disfrutando de sexo estupendo.

Por desgracia, y como ya hemos visto en el capítulo sobre las ventajas y los inconvenientes de la pornografía (ver página 35), si ves pornografía de forma activa, caerás en la distracción de sus poderosas imágenes y te impedirán estar presente.

Quizás el atractivo de estas imágenes sea tan potente porque representan nuestras fantasías idealizadas; tal vez sea porque están asociadas con las intensas liberaciones bioquímicas que ocurren durante el orgasmo. Hay muchas personas que tienen las imágenes pornográficas profundamente grabadas en el cerebro, y estas se vuelven a activar cuando practican sexo. Eso significa que mientras practican sexo con una persona real pueden tener tendencia a recrear esas imágenes en su mente en lugar de estar presentes con la persona con la que están.

Aunque no seas consumidor de pornografía, es virtualmente imposible no conocerla. Tanto si la vemos como si no, es algo que influye en nuestras normas culturales y en las imágenes que utiliza nuestra cultura para ilustrar la sexualidad.

Cuando esto ocurre, no estamos practicando sexo o haciendo el amor con la persona con la que estamos en la cama, sino con una película mental que estamos reproduciendo en nuestra cabeza. Esa película puede contener imágenes específicas: formas físicas, algún escenario con el que fantaseemos, la persona con la que querríamos estar practicando sexo, etc. O quizá la película sea una versión borrosa de lo que creemos que deberíamos esperar del sexo. Podrían ser expectativas que nos imponemos nosotros mismos o cosas que querríamos que hicieran los demás. Entre esas expectativas provocadas por la pornografía podemos encontrar la de tener una supererección, probar alguna postura sexual específica (incluso aunque no la estés disfrutando en ese momento), emitir un montón de sonidos sexuales, alcanzar el orgasmo (quizá simultáneamente con tu pareja) o tener un deseo insaciable y estar dispuesto a practicar sexo en todo momento.

Aunque no es malo tener fantasías durante el sexo o conectar con imágenes mentales, es importante reconocer que en cuanto lo hacemos perdemos el contacto con la persona con la que estamos practicando sexo.

Y lo que es igual de importante, también perdemos el contacto con las sensaciones de nuestro cuerpo, que son una parte esencial para disfrutar de una experiencia sexual positiva.

ESTAR EN EL CUERPO

Para poder disfrutar de sexo real de verdad, es importante estar presentes con nuestra pareja de un modo encarnado, permanecer conectado con la experiencia de tu cuerpo y no perderse en la mente. Sin embargo, hay muchas personas que se separan de su cuerpo durante el sexo y demuestran una gran tendencia a encerrarse en su mente.

Está claro que lo que ocurre en la mente de una persona durante el sexo varía, pero esta desconexión esencial del cuerpo es uno de los factores clave que provocan problemas en la intimidad sexual.

Algunas personas se pierden en fantasías sobre cómo les gustaría que fuera su experiencia sexual; hay quien se pierde en la presión que se impone a sí mismo para hacer las cosas de una determinada manera o por tener un aspecto concreto que considera sexi. Y muchas de estas imágenes proceden de la pornografía. Hay personas que tienen dentro una voz crítica que les dice que se pondrán en ridículo si pierden el control durante el sexo o si hacen demasiado ruido. Incluso hay quien piensa en cosas muy dispares, como en lo que cenarán al día siguiente.

Hay otro grupo de personas que escapan de su cuerpo cuando están practicando sexo porque tienen la sensación de que no es un lugar seguro en el que estar mientras lo hacen. El motivo más evidente de este comportamiento es que la persona haya sufrido alguna clase de abuso sexual o trauma. Si es tu caso, es importante que sepas que los miedos que puedas tener relacionados con el sexo pueden solucionarse. La ansiedad que puedas sentir ante la idea de quedarte en tu cuerpo mientras practiques sexo puede transformarse con bastante facilidad con psicoterapia somática (corporal).

Este libro no está ideado para resolver los traumas sexuales, pero es algo con lo que tratamos casi a diario en nuestra consulta. Normalmente, una persona puede transformar rápidamente su forma de experimentar el sexo y empezar a disfrutar de él utilizando una combinación de concientización, mindfulness y métodos de terapia corporal como nuestro enfoque, la Psychosexual Somatics®.

Y también hay quien escapa de su cuerpo porque ahí es donde guardamos las emociones.

Las emociones se llaman sentimientos porque las sentimos en el cuerpo.

Cuando un cliente acude a nuestra consulta y nos dice que se siente triste o enfadado, solemos preguntarle cómo sabe que siente esas cosas en ese momento. La respuesta casi siempre suele referirse a una sensación física. Si alguien está triste, es posible que note una tirantez en el pecho o tenga un nudo en la garganta. Si está enfadado, quizá nos hable de una oleada de energía en la parte delantera del cuerpo o sienta tensión en los brazos o la mandíbula. Tener un nudo en el estómago puede significar miedo o ansiedad.

Si aprendemos (normalmente, durante la infancia) que los sentimientos no están permitidos —si nos dicen que crezcamos cuando expresamos nuestra vulnerabilidad o que los niños grandes no lloran, etc.—, podemos tener tendencia a evitar sentir nuestras emociones. Quizás hayamos recibido este mensaje de formas más sutiles, sencillamente, porque hayamos visto que nuestros padres no expresaban sus emociones, o que nadie prestaba atención a nuestras emociones, no las tenía en cuenta o no se preocupaba por ellas. Esto sirve tanto para las llamadas emociones positivas como para las negativas. Hay personas que aprenden a creer que las demostraciones espontáneas de emociones positivas no están bien, que son vergonzosas, autocomplacientes o, simplemente, carecen de importancia. Esto, sin duda, afectará a nuestra capacidad de permitirnos expresar sensaciones de mucho placer y el gozo del orgasmo.

Si hemos aprendido a no sentir, es muy probable que tendamos a escapar de nuestro cuerpo durante el sexo.

En ese momento, nuestro cuerpo contendrá emociones que no querremos mostrar y, por lo tanto, mantendremos esa desconexión.

Además, muchas personas experimentamos sentimientos de incomodidad en algún momento por lo que se refiere al sexo. Tanto si se trata de nuestro aspecto o de la técnica sexual que tengamos, lo de no sentirse lo suficientemente competentes es algo que preocupa a mucha gente en algún momento de su vida sexual. Tener una buena apariencia tampoco supone ninguna garantía para evitar sentirse así. Quizá pensemos que si alguien es físicamente atractivo debe ser sexualmente seguro. En realidad, algunas de las personas más atractivas que hemos conocido en nuestra consulta eran justamente las que menos seguras se sentían sexualmente.

ACABAR CON LA VERGÜENZA

Tal vez experimentemos otras emociones incómodas mientras estemos practicando sexo. La más común es la vergüenza. Por desgracia, a pesar de la naturaleza omnipresente de las imágenes sexuales en nuestra cultura, para muchas personas el sexo y la vergüenza siguen dándose la mano.

La vergüenza es el inhibidor más potente del sexo real.

Quizás hayamos aprendido de niños que «las chicas buenas no hacen esas cosas», o que «el sexo es sucio». Tal vez cuando éramos pequeños se nos ocurriera explorarnos el cuerpo de forma natural y curiosa y nos regaña-ron por tocarnos. Tal vez nuestros inocentes juegos de médicos y enfer-meras a los que jugábamos de niños se recibieran con burlas o nos dijeran que eso que hacíamos estaba mal por algún motivo. Quizás a más de una mujer se le ocurriera, cuando era una niña, quitarse la camiseta un día caluroso porque los niños con los que estaba habían hecho lo mismo, y le dijeron que era una marrana por desnudarse. Para otras personas, la repre-sión sexual y los mensajes directos sobre sexo ocurren durante la adoles-cencia, un momento en el que quizá sufriéramos el control de nuestros padres o nos hicieran sentir vergüenza de la curiosidad natural que tenía-mos de expresar nuestra belleza o nuestra inocente sexualidad emergente. Si tuvimos deseos sexuales hacia personas de nuestro mismo sexo, la ver-güenza y la represión quizá fueran incluso más fuertes.

Por el motivo que sea, es probable que todos hayamos experimentado sentimientos de vergüenza relacionados con nuestra expresión sexual en algún momento de nuestra vida.

Y la vergüenza es una emoción que nos limita mucho. Podría hacer que nos dieran ganas de hacernos un ovillo y escondernos o que nos quedáramos helados de pánico. Podríamos desear que nos tragara la tierra y que nadie nos viera. La vergüenza conlleva una historia —otra película mental— que nos dice: «no estoy bien». Es la sensación que nos embarga cuando creemos haber hecho algo «mal» o cuando queremos hacer algo que consideramos que está mal. La vergüenza es la muerte del sexo estupendo.

Como ya hemos comentado en el capítulo «Descubre tu identidad sexual» (ver página 91), cada fantasía —incluso las que te provoquen más vergüenza— contiene en su interior un regalo más profundo, una cualidad hermosa que se puede expresar mediante el portal de nuestra fantasía. Sin embargo, podemos seguir sintiendo vergüenza, y ese es uno de los principales bloqueos que no nos permiten habitar nuestro cuerpo durante el sexo.

Pero si permaneces en tu cuerpo mientras practicas sexo y eres consciente de estar a salvo al hacerlo, serás capaz de disfrutar de más placer físico y conectar más profundamente con tu pareja.

Recuerda que tu pareja no está dentro de tu cabeza,
por lo que, si ahí es donde te metes mientras
practicas sexo, estás solo.

No puedes conectar con tu pareja desde tu mente. Tu mente es una herramienta muy útil para recordar el pasado, planificar el futuro y resolver problemas empleando la lógica, pero tu mente no puede sentir. No puede experimentar sensaciones ni emociones y no puede conectar con los demás; todas esas cosas las percibimos en los sentidos, no en la mente. Y para experimentarlas tienes que estar en tu cuerpo.

Vamos a ayudarte a ser más consciente de lo que está ocurriendo en tu cuerpo.

Ejercicio: Examen corporal *(20 minutos)*

Este ejercicio está diseñado para ayudarte a ser más consciente de la experiencia sensorial del cuerpo en estado neutral; es decir, cuando estás descansado y en calma. Nos concentraremos en ayudarte a llevar la conciencia al cuerpo para que te limites a sentir lo que está ocurriendo allí.

1. Encuentra un espacio de tiempo durante el que sepas que nadie te va a interrumpir y asegúrate de que estás sentado o tumbado bien cómodo con la libreta y el bolígrafo a mano. Respira hondo y despacio con el abdomen y exhala lentamente. No fuerces la respiración y respira cada vez más hondo.

2. Cuando empieces a sentir tu respiración y comiences a relajarte, podrás empezar a examinar tu cuerpo en busca de sensaciones. Empieza por las plantas de los pies: concéntrate en ellas y fíjate en cómo se sienten. ¿Eres consciente de los tejidos que la forman, y quizá de una sensación de hormigueo mientras te concentras en esa parte concreta de tu cuerpo? ¿Puedes decir si están relajadas o tienes algún músculo en tensión? ¿Están calientes o frías?

3. Ahora concéntrate en los pies. Fíjate en si tienes los dedos encogidos o relajados. Vuelve a fijarte en la temperatura y las sensaciones de la piel, etc.

4. Desplaza tu atención por tu cuerpo. Empieza por los tobillos, sigue por las pantorrillas y las espinillas. Presta atención a cada nueva zona durante algunos momentos mientras te fijas en las sensaciones físicas corporales.

5. Desplaza tu conciencia por las piernas de forma gradual hasta llegar a la pelvis. Fíjate en cómo te sientes a medida que te concentras en esa zona del cuerpo. ¿Te resulta excitante o incómodo concentrarte

de forma consciente en tu centro sexual, tanto en los genitales como en la zona que los rodea?

6. Cuando empieces a concentrarte en tu torso es posible que comiences a notar emociones además de sensaciones físicas. No hay ninguna necesidad de intentar cambiar esas emociones o hacerlas desaparecer. Solo debes ser consciente de ellas y fijarte en si hay alguna emoción en particular que surja cuando te concentres en alguna zona del cuerpo en particular.

7. Sigue examinando tu cuerpo mientras subes, e incluye el diafragma, y sigue por el pecho y la zona del corazón. Concéntrate también en la espina dorsal y presta atención a cualquier zona en la que puedas estar almacenando tensión.

8. Sube la atención hasta tus hombros. ¿Estás intentando controlar el ejercicio tensándolos o los tienes relajados y ligeros?

9. Sigue desplazando la atención por tu cuerpo hasta llegar al cuello y la garganta. ¿Notas que tienes la garganta libre y abierta o está contraída, como si la tuvieras un poco cerrada y tensa?

10. Incluye los músculos de la cara y la boca. Presta atención a la lengua y a la raíz de la lengua. Presta atención a lo que ocurre cuando te concentras en esas partes del cuerpo, ¿te ayuda a destensarlas?

11. Para acabar, fíjate en los músculos de tu cuero cabelludo y los que te rodean la cabeza.

12. Cuando hayas completado el examen de tu cuerpo, podrás volver a concentrarte en tu respiración y dejar que su ritmo natural te relaje.

13. Cuando vuelvas a estar completamente en la habitación, toma algunas notas de lo que hayas sentido durante el ejercicio. ¿Has descubierto partes de tu cuerpo que estuvieran tensas, y de lo que antes no te hubieras dado cuenta? ¿Te ha asaltado alguna

emoción en particular cuando te has concentrado en según qué zonas del cuerpo?

14. Haz memoria, ¿has ido regresando a tu mente y pensando en cosas inconexas? Quizás escucharas una voz en tu cabeza que te dijera que lo que estabas haciendo era una tontería o que no lo estabas haciendo bien.

Cada uno de los pensamientos o las críticas que advirtieras durante el ejercicio son distracciones que te impiden estar presente. Cada una de las veces en que te has metido en tu cabeza y has pensado en algo que no fuera lo que estaba ocurriendo en tu cuerpo en ese momento, has perdido la conexión con lo que estaba pasando realmente y has dejado de estar presente.

Es un ejercicio difícil para muchas personas. Muchos hemos aprendido que la mente es buena pero el cuerpo es un espacio incómodo o incluso aterrador, y por eso nos hemos acostumbrado a escondernos en nuestra mente siempre que podemos.

*Quedarse conectado a lo que sea que esté pasando
en el cuerpo sin esconderse en los pensamientos que tienes
en la cabeza conlleva práctica, pero la ventaja
es que conseguirás tener la habilidad de disfrutar
de un alucinante sexo real.*

MINDFULNESS

En los últimos años, el mindfulness se ha puesto muy de moda en el campo de la psicoterapia y el desarrollo personal. Es una práctica que consiste en observar lo que está ocurriendo en el momento actual y nos ayuda a ser más conscientes de nuestros pensamientos, sentimientos y sensaciones. Como el mindfulness es una forma de conectar con el momento presente, es una de las herramientas más poderosas que tenemos para desarrollar nuestra capacidad de disfrutar de sexo real.

El destacado neurocientífico Daniel Siegel afirma que practicar mindfulness de forma frecuente ayuda a regular el cuerpo, a estar en sintonía con los demás y a conseguir equilibrio emocional, calma los miedos y nos ayuda a no actuar de forma impulsiva, a ser perceptivos y empáticos, a pensar y actuar con moralidad y a ser más intuitivos;[11] capacidades que debemos desarrollar si queremos disfrutar de más intimidad en nuestras vidas. Estos son los poderosos efectos que podemos conseguir si, simplemente, nos concentramos en algo y lo observamos sin juzgarlo.

El mindfulness es una forma de meditación muy efectiva, pero sin los adornos espirituales que desaniman a muchas personas.

El mindfulness forma parte de las tradiciones espirituales desde hace milenios. En especial en Oriente, donde las personas llevan mucho tiempo practicando la meditación. Hoy día, las antiguas filosofías como el budismo y el hinduismo se están extendiendo por Occidente, no solo como prácticas espirituales, sino como herramientas para el crecimiento psicológico y el crecimiento personal.

Existen muchos estudios que demuestran que tanto la meditación como el mindfulness, cuando se practican con regularidad, no solo aumentan nuestra sensación de bienestar y nos ayudan a estar más relajados y más apacibles; también alteran las conexiones neurológicas de nuestro cerebro aumentando el número de células nerviosas (neuronas) del nervio vago, el principal nervio responsable de nuestra capacidad para descansar y relajarnos.

---

11. Siegel, D. J., *The Mindful Therapist: A Clinician's Guide to Mindsight and Neural Integration*, W. W. Norton & Company, Nueva York, 2013.

Una forma de mindfulness es concentrarnos en nuestros pensamientos y observarlos mientras estamos sentados o tumbados en silencio. Esta práctica puede ayudarte a ser más consciente de tus pensamientos y creencias. Y todo va encaminado a aumentar la conciencia, que, tal como hemos comentado al principio del libro, es uno de los elementos clave del desarrollo personal.

Ya has puesto en práctica una variación del mindfulness en el ejercicio anterior, en el que te hemos invitado a concentrarte en tus sensaciones corporales y en cualquier sentimiento emocional que advirtieras a medida que avanzaba el ejercicio. Como el ejercicio tenía que ver con lo que sentías en el cuerpo, lo llamamos mindfulness somático. «Somático» solo significa «relacionado con el cuerpo», y como el cuerpo es tan importante para el sexo, es esencial que aprendamos a concentrar la atención en el cuerpo y tomemos conciencia, sin juzgar, de todo lo que surge durante el proceso.

BOTÓN DE AVANCE RÁPIDO
(o siguiente) / («fast-forwarding»)

Una de las estrategias que más utilizamos muchas personas para evitar vivir el presente es el «fast-forwarding». Es muy probable que cualquiera que haya visto una película pornográfica haya dado al botón de avance rápido de las imágenes hasta llegar a la parte interesante para cada cual. Si lo haces te perderás el preámbulo que da paso a la escena culminante que buscas. Por desgracia, la gente no lo hace solo cuando está viendo pornografía, también lo hace mientras practica sexo con otras personas.

En lugar de seguir conectadas con lo que está ocurriendo en ese momento, nuestras mentes van más deprisa. La película mental se adelanta a lo que está ocurriendo realmente, y empieza a predecir o planificar lo que cree que debería pasar a continuación. Quizá notaras algo parecido mientras hacías el ejercicio anterior. Mientras examinabas tu cuerpo, ¿te topaste con alguna zona en la que no quisieras pasar mucho tiempo? O quizá tu mente te dijera: «Esto es aburrido. Ya sé lo que va a pasar luego. Avancemos».

El «fast-forwarding» es una de las estrategias de elusión
más comunes que aplicamos mientras practicamos sexo.

Al pulsar el botón de «fast-forward» evitamos muchas cosas. Es muy común emplear esta estrategia de forma inconsciente para evitar estar presentes en nuestra experiencia o con nuestros sentimientos, o incluso con nuestra pareja, mientras practicamos sexo. Y es la forma perfecta de practicar sexo poco satisfactorio.

Como terapeutas, hemos descubierto que existen un par de clases de avance rápido («fast-forwarding») muy comunes; son generalizaciones, pero normalmente son ciertas. La primera se da en hombres (en general), que suelen tener el impulso de abalanzarse hacia lo que quieren que pase a continuación: «ya basta de preliminares, vamos al grano», esa es la forma de avance rápido que ocurre en la mente de muchos hombres. Es como si, al vernos atrapados por el impulso de esa energía sexual que siente la necesidad de «llegar a alguna parte», concentrada predominantemente en la zona de los genitales, nos costara concentrarnos en lo que está ocurriendo en el presente e hiciéramos avanzar la película mental hasta «algo más interesante».

Con el «fast-forwarding» llegamos al futuro antes
de que ocurra, por lo que es una práctica que nos impide
vivir el presente.

Cuando nuestra mente se adelanta, deja al cuerpo abandonado y desconectado. Nos impide sentir la tensión erótica que va creciendo durante el sexo y busca la forma de descargarse.

Y esa forma de avance rápido hasta lo que queremos que ocurra a continuación tiene dos consecuencias negativas. La primera es que dejamos de estar presentes en lo que está ocurriendo en ese momento, y al hacerlo perdemos la conexión con nuestro cuerpo y las sensaciones potencialmente placenteras. También perdemos la conexión con nuestra pareja, dado que deja de estar en nuestra mente, está en su cuerpo o en su película mental. La única posibilidad que tenemos de conectar con nuestra pareja es estar presentes, pero si nos escondemos en nuestra película mental nos resultará imposible.

La segunda clase de avance rápido tiene que ver con el orgasmo. Esto ocurre cuando las personas consideran que el orgasmo es el objetivo del sexo. Y esto suele ser especialmente común en mujeres que tienen dificultades para alcanzar el clímax. Lo más normal es que se exciten, las sensaciones van creciendo y pueden llegar a sentir que están cerca de lo que ellas creen que es un orgasmo, como si estuviera escondido tras la siguiente esquina. Perdidas en el entusiasmo por alcanzar esa meta (recuerda que, en realidad, el orgasmo no es el objetivo del sexo real), pierden momentáneamente la conexión con ellas mismas y sus sensaciones corporales, porque pulsan la tecla de «fast-forward». Y eso suele ser desastroso para el orgasmo.

Cuanto más nos concentramos en alcanzar el orgasmo,
más se aleja, y si continuamos pensando así siempre
se nos escapará.

Otra forma de «fast-forwarding» relacionada con el orgasmo se da en mujeres que, o bien tienen poca sensibilidad en la vagina y, por lo tanto, les cuesta disfrutar de la penetración, o que nunca alcanzan el orgasmo, ya sea clitoriano o vaginal. Por desgracia, sabemos, gracias a los casos que tratamos en nuestra consulta, que estos problemas afectan a muchas mujeres, tanto si eligen fingir el orgasmo como si el asunto se ha convertido en algo que ambos miembros de la pareja dan por hecho que no sucederá, por lo menos durante la penetración. En ambos casos, la mujer solo quiere que la penetración termine cuanto antes, o lograr que se acabe la sesión de sexo insatisfactorio, y por eso hace todo cuanto puede para que su compañero alcance el orgasmo cuanto antes. Evidentemente, esta forma de actuar destruye cualquier posibilidad de conectar con la otra persona y disfrutar de sexo real. Por otra parte, también puede resultar muy tentador pulsar el botón de «fast-forward» en pos del orgasmo cuando estamos atrapados en el momento, porque las sensaciones que nos provoca el orgasmo son tan deliciosas y excitantes que una parte de nosotros quiere alcanzarlas lo antes posible.

Tanto si perseguimos el orgasmo como si hemos abandonado la esperanza de alcanzarlo, en lugar de precipitarnos hasta él tenemos que seguir presentes en el momento y relajarnos disfrutando de las sensaciones que están ahí que permitirán que el orgasmo llegue a nosotros.

La historia de Alison

Alison era el clásico ejemplo del impacto negativo que pueden tener esas formas de «fast-forwarding». Treintañera, disfrutaba del sexo. Era abierta, estaba encantada de explorar distintos escenarios sexuales e incluso disfrutaba representando fantasías sexuales con sus parejas. Nunca había sufrido abusos y no tenía ningún trauma. Pero tenía un problema que afectaba a su vida íntima. Era perfectamente capaz de alcanzar el orgasmo cuando estaba sola, masturbándose, pero le resultaba imposible llegar al clímax cuando hacía el amor en pareja.

A lo largo de los años se había dado cuenta de que, puesto que sus compañeros la percibían como una mujer sexualmente abierta, siempre esperaban que llegara al orgasmo. A menudo se tomaban como una ofensa personal el hecho de no conseguir que lo alcanzara. A veces sus compañeros se sentían mal y eso hacía que Alison viviera con la sensación de que tenía algún problema. Como era una mujer que disfrutaba del sexo en general, no entendía lo que pasaba. Intentó fingir el orgasmo con algunos de sus compañeros, y aunque ellos nunca se dieron cuenta de que fingía, ella no se sentía bien al hacerlo. Solo servía para que se reafirmara en la idea de que tenía algún problema.

Gracias a la terapia comprendió que su resistencia a alcanzar el orgasmo cuando estaba con una pareja tenía que ver con su miedo a perder el control. El orgasmo consiste en dejarse ir, es una pérdida de control mental y físico que puede asustar a mucha gente. Alison se dio cuenta de que, aunque el sexo le gustaba mucho y se excitaba con facilidad, cuando se acercaba al orgasmo se separaba de sus sensaciones físicas y se ocultaba en la película mental que se proyectaba relacionada con el clímax. Cuando estaba practicando sexo con otra persona, pulsaba el botón de avance rápido de la última parte del preámbulo hacia el orgasmo y, al hacerlo, se desconectaba de ella misma y de su orgasmo. Sus imágenes mentales también estaban dominadas por el aspecto que ella creía que los hombres querían que tuviese mientras practicaba sexo, algo originado, básicamente, por las imágenes pornográficas. Y confesó: «Intentaba parecerme a la estrella porno que creía que ellos querían que fuera».

Cuando aprendió en la consulta que debía intentar regresar a su cuerpo cuando practicaba sexo y alejarse de sus imágenes mentales, Alison empezó a ser capaz de aminorar la velocidad de su mente y de su cuerpo, y algunos meses después consiguió alcanzar el primer orgasmo en pareja. Para apagar el botón de avance rápido durante el sexo tuvo que aprender a ser más consciente, pero en cuanto Alison comprendió qué estaba haciendo mal, fue capaz de empezar a cambiar su comportamiento.

EL DESAFÍO DE LA ESPONTANEIDAD

*Otra de las consecuencias del «fast-forwarding»
es que nos impide ser espontáneos. La espontaneidad
es una de las claves para disfrutar de sexo real
y una de las cosas que más cuestan a todo el mundo.*

Cuando pulsamos el botón de avance rápido estamos juzgando lo que creemos que debería ocurrir a continuación o lo que deseamos que ocurra. Cuando nos alejamos del momento presente y nos creamos expectativas, lo que hacemos es presionarnos por cómo deberíamos hacer las cosas, y al intentar predecir lo que va a ocurrir limitamos lo que pueda pasar.

Y esas predicciones están predefinidas. Cuando nos decimos «esto es lo que debería ocurrir», evitamos que pueda pasar cualquier otra cosa. El sexo es más real y lo disfrutamos más cuando dejamos que surja de forma natural y que siga su propio ritmo. En cuanto empezamos a trazar una ruta de cómo debería ser el sexo, limitamos ese ritmo. Lo que deberíamos hacer es imaginar que el sexo tiene un enorme potencial oceánico: puede pasar casi cualquier cosa. Pueden aparecer y desaparecer distintos estados de ánimo y sentimientos. Pueden intervenir distintos minipersonajes. Quizá sintamos que nos apetece alternar entre diferentes energías sexuales y sensuales o queramos quedarnos en alguna más que en otra. Una parte del placer y la excitación que implica el sexo es no saber lo que haremos o cómo nos sentiremos, y debemos permitir de forma espontánea que fluya la energía que haya en el momento en que ocurra. Si siempre supiéramos lo que va a ocurrir, el sexo se convertiría en algo aburrido.

Imagina que estás haciendo el amor con tu pareja de toda la vida. Conoces todos los movimientos antes de que ocurran: la clase de sensaciones que vas a tener, las partes de tu cuerpo que se explorarán o ignorarán, que una caricia llevará a otra, cosa que os conducirá a la penetración, etc. La clase de energía que aportaréis cada uno siempre es la misma. Y aunque ambas partes alcancen el orgasmo, a la larga esta clase de sexo suele terminar siendo poco satisfactoria para ambos.

Si siempre hacemos el amor de la misma forma,
perderá el encanto y, desde luego, dejará de ser excitante.

Así es como percibe el sexo mucha gente. En las relaciones largas suele perderse la espontaneidad. Encontramos una forma de hacer las cosas que creemos que funciona para ambas partes y nos ceñimos a ella de por vida y a toda costa. «Si funcionó una vez, volverá a funcionar», nos decimos. Nos volvemos perezosos y poco imaginativos. Y al final, esa falta de excitación acabará provocando falta de deseo. A fin de cuentas, ¿por qué querría nadie seguir practicando sexo cuando se ha convertido en algo tan aburrido? Este es uno de los motivos por los que es tan importante entender a los minipersonajes para poder disfrutar de sexo real. Si podemos ir alternando entre distintos minipersonajes, seremos capaces de disfrutar de diferentes clases de sexo, con distintas cualidades energéticas, en casi cada uno de nuestros encuentros.

El problema de la espontaneidad es que puede provocar incomodidad. Si sabemos lo que va a ocurrir podemos hacer planes y prepararnos y, al hacerlo, tendremos cierta sensación de control. A Alison le asustaba perder el control. Si probamos cosas nuevas en el terreno sexual, nos arriesgamos a que nos rechacen o a sentirnos avergonzados. Tenemos un impulso sexual, pero lo bloqueamos negándonos a expresarlo. Estas cosas pasan continuamente. Comprender que pulsar el botón de avance rápido es una forma de evitar los riesgos que conlleva ser espontáneo es un buen comienzo para cambiar ese patrón y empezar a hacer cosas que nos permitan establecer una mayor conexión y encarnación.

Si estamos presentes con lo que estamos sintiendo en cada momento y somos conscientes de los impulsos de nuestro cuerpo, podremos recuperar la intensidad de nuestras experiencias sexuales, incluso en las relaciones más duraderas. El principio de este proceso es el mindfulness somático que experimentaste en el primer ejercicio de este capítulo (ver página 147). Si repites el ejercicio varias veces empezarás a darte cuenta de lo que sientes en situaciones neutras, como cuando estás descansado y relajado. Cuando empieces a entenderlo, podrás llevar las cosas al siguiente nivel y empezarás a explorar el mindfulness erótico.

Puedes practicar el mindfulness erótico
para ser más espontáneo contigo mismo.

Ejercicio: Mindfulness erótico *(45 minutos)*

En este ejercicio te invitamos a darte placer mientras tomas conciencia de todos los momentos en los que te escondes en tu mente y pierdes conexión con tu cuerpo. Tanto si pulsas el botón de avance rápido como si te pierdes en alguna fantasía, fíjate en las voces juiciosas, la autocrítica o cualquier otra cosa que aparezca en tu mente. Toma conciencia de cualquier cosa que te impida estar completamente presente en tu cuerpo.

1. Asegúrate de disponer de un rato libre de interrupciones y de tener a mano la libreta y el bolígrafo. Prepárate para darte placer de la forma que te resulte más sensual y relajada, sin utilizar la pornografía ni las fantasías. Debes estar presente contigo mismo y tu experiencia.

2. Empieza completando los pasos del 1 al 12 del ejercicio del «Examen corporal» (ver página 147) para conectar plenamente con tu cuerpo.

3. Ahora empieza a tocarte el cuerpo de una forma que te resulte placentera. Al principio no te toques los genitales u otras zonas erógenas evidentes; acaríciate la tripa, los brazos, las piernas, el pelo y la cabeza, por ejemplo.

4. Deja que tu cuerpo se mueva libremente. Quedarse quieto impide que la energía sexual se mueva, así que concédete permiso para mover la espalda, las piernas y la pelvis. Fíjate en si surge alguna clase de juicio interior cuando lo haces.

5. Respira y haz sonidos. Fíjate en cómo te sientes al hacerlo. ¿Te permites moverte y hacer sonidos o tiendes a quedarte de piedra, tensas los músculos y aprietas los dientes?

6. Ve incluyendo de forma gradual las zonas de tu cuerpo que te resulten más erógenas sin ignorar las partes a las que ya has prestado

atención. No te concentres exclusivamente en los genitales, pero inclúyelos en las caricias.

7. Toma conciencia de cómo te sientes a medida que va aumentando la energía sexual. ¿Estás concentrado en tu placer o te vienen pensamientos y críticas a la cabeza? ¿Te obcecas en la persecución del orgasmo o eres capaz de permitir que tu cuerpo busque su placer en cada momento?

8. Cuando la energía alcanza cierto nivel de placer o excitación, ¿empiezas a sentirte incómodo? ¿Te planteas qué pensarían otras personas si pudieran verte con tal cantidad de energía sexual?

9. Haz este ejercicio durante unos 20 minutos sin tener ningún objetivo salvo el de darte cuenta de cómo te sientes y de lo que te impide estar completamente presente en tu cuerpo durante la experiencia. ¿Eres capaz de estar presente o te pierdes en tus pensamientos, en las críticas, o pulsas el botón de avance rápido?

10. En cuanto te des cuenta de que pierdes la conexión con tu cuerpo, vuelve a concentrarte en las sensaciones. Recuerda que debes tratarte bien. Con delicadeza, redirige la atención y vuelve a concentrarte en la experiencia física y sensible que está teniendo tu cuerpo.

11. Cuando creas que el ejercicio ha terminado, regresa a la habitación lentamente, dale las gracias a tu cuerpo por los placeres que te ha proporcionado y toma algunas notas acerca de tus observaciones.

Pon en práctica este ejercicio diariamente durante más o menos una semana. Cuanto más practiques el estar presente, mejor te saldrá. Cuando lo hayas practicado unas cuantas veces, quizá descubras que hay un patrón de distracción típico. Quizá tengas tendencia a salir de tu cuerpo y te sientas desconectado de él. Puede que te pierdas en tus fantasías. Cualquiera que sea tu caso, limítate a tomar nota de ello.

FRENA UN POCO, VAS DEMASIADO RÁPIDO

Ya hemos hablado de los problemas de pulsar el botón de avance rápido. En realidad, toda nuestra cultura nos dice que deberíamos hacer más cosas, más deprisa, ahora; no solo en materia de sexo, sino en todo lo que hacemos. En el sexo suele ser mucho mejor adoptar la postura contraria. En lugar de ir tan deprisa, nos irá mucho mejor si aminoramos la velocidad.

Al desacelerar y estar presentes en cada momento, nos abrimos a niveles más profundos de placer potencial y a una mayor capacidad de disfrutar de sexo real.

Ir más despacio también suele ser el comportamiento exactamente opuesto a lo que vemos en la mayoría de películas pornográficas. El sexo pornográfico limita nuestra conciencia y nuestro placer hasta llevarla al nivel más ínfimo y simple. Nos transmite el mensaje de que el sexo rápido y duro es bueno. El sexo rápido tiene una clase de energía que puede resultar deliciosa en según qué ocasiones, pero, en general, si hacemos las cosas más despacio disfrutaremos más en profundidad del sexo real.

La pornografía suele centrarse en el orgasmo —normalmente en el del hombre— como el objetivo del sexo. Tanto si la meta que se percibe es el orgasmo o la penetración, en cuanto empiezas a practicar sexo con ese objetivo en mente no estás en el momento, y eso significa que no estás presente. No es que haya ningún problema en practicar esa clase de sexo, pero si siempre fuera de esa forma, se acabaría convirtiendo en algo tan aburrido como el sexo predecible de una relación larga. Como ya hemos visto, no estar presente en nuestro cuerpo nos desconecta de nuestra experiencia sensible y de nuestra pareja.

● ● ●

Resulta muy contradictorio que, aunque mucha gente pasa un montón de tiempo pensando en sexo, cuando están disfrutando de una experiencia sexual, la mayoría se precipitan hacia la consecusión del orgasmo. Como si no pudieran esperar a dejar de sentir la energía sexual en su cuerpo. Y eso no es porque esas personas no disfruten del sexo, sino porque se sienten incapaces de almacenar grandes cantidades de energía sexual.

Imagina que la energía sexual de una persona es como el agua y que esa persona tiene un recipiente para guardarla. El recipiente solo puede almacenar cierta cantidad de energía. Cuando se llena, la energía sobrante se derrama, no se podrá guardar. La mayoría de las personas tienen un recipiente muy pequeño para guardar la energía sexual. Si la energía que almacenan es superior a lo que están acostumbrados, podrían sentir que es demasiado y empezar a redirigirla o a descargarla practicando sexo rápido o, como suelen hacer los hombres, liberando la energía mediante el orgasmo y la eyaculación.

Una parte del proceso para aprender a disfrutar del sexo real es aumentar el tamaño de nuestro recipiente. El tamaño sí que importa, ¡pero no por los motivos que te enseñó la pornografía! ¿Te has fijado en cómo te sientes cuando empiezas a permitir que entre más energía sexual en tu cuerpo sin tener prisa por descargarla? De nuevo, al estar presente con lo que está ocurriendo en cada momento, podrás tomar conciencia de sensaciones más sutiles.

Imagina que estás hinchando un globo. Si lo llenamos poco, escucharemos un estallido muy suave cuando lo hagamos explotar. Pero si lo llenamos del todo antes de reventarlo, escucharemos una explosión satisfactoriamente intensa, ya que la presión y la tensión que hay en el interior del globo son mayores. Y ocurre lo mismo con los orgasmos. Cuanto más rápido alcancemos el orgasmo, menos intenso y satisfactorio será. Si vamos más despacio, nos daremos la posibilidad de aumentar la tensión erótica, y cuando la liberemos la sensación será más placentera.

Ir aumentando la energía sexual poco a poco no solo nos provoca un placer más intenso; además, crea una gran sensación de expectativa.

Cuanto más retrasemos la gratificación, mejor
nos sentiremos cuando nos dejemos ir.

Si nos acariciamos durante mucho rato y despacio y alargamos los preliminares, aumentaremos la tensión erótica. Si nos concentramos en todo el cuerpo, alejaremos la energía de los genitales y crearemos una experiencia de placer integrada. Retrasar el contacto con los genitales nos permite aumentar la energía erótica en esa zona antes de permitirnos descargarla. Ir más despacio no solo aumenta la cantidad de energía erótica que almacenamos en nuestro cuerpo, también nos ayuda a ser conscientes de niveles de sentimientos sexuales nuevos y más sutiles.

AUMENTA TU SENSIBILIDAD

Si practicamos sexo duro, rápido y «pornográfico», es muy probable que pasemos por alto las señales sutiles de nuestro cuerpo y solo disfrutemos de la experiencia sexual a nivel superficial.

Cuando hacemos las cosas con más lentitud, nos damos el espacio y el tiempo necesarios para sentir una gama más rica e intensa de sensaciones sutiles y sentimientos que, de otra forma, acaban perdiéndose.

Ejercicio: El *Karezza*: un ejercicio victoriano de mindfulness erótico *(40 minutos)*

Este ejercicio es una variación de la versión original desarrollada por la doctora Alice Stockham y que describió en el libro que publicó en 1896, *Karezza: Ethics of Marriage*. El objetivo de este libro es aumentar la conciencia de las sensaciones más sutiles y dejar de ver el orgasmo como el objetivo del sexo. La autora explicó que el título procede de la palabra *carezza*, que en italiano significa «caricia».

Este ejercicio es más efectivo si se hace en pareja, pero también puedes hacerlo solo. Se concentra en la compenetración hombre-mujer, pero también tiene otras posibilidades.

1. Empezad con el hombre tumbado de lado y la mujer boca arriba. El hombre debe colocarse de tal forma que una de sus piernas esté apoyada encima de las de la mujer. A continuación, acerca los genitales a los de la mujer hasta que están en contacto: es importante que se estén tocando. No es necesario que el hombre tenga una erección, aunque si la tiene tampoco pasa nada.

2. Si el ejercicio se hace entre personas del mismo sexo, cada uno puede colocar los genitales contra los del otro y comenzar el ejercicio tal como hemos explicado antes.

3. Si no tienes pareja, puedes tumbarte cómodamente y posarte la mano sobre los genitales sin moverla y sin intentar que ocurra nada.

4. La idea es quedarse tumbado con los genitales en contacto, sin moverse, sin penetración, durante por lo menos 30 minutos. Respira hondo, con suavidad y de forma relajada.

5. Mientras estáis tumbados, podéis miraros a los ojos. Concentraos en vuestros genitales y tomad conciencia de cómo os sentís tumbados juntos de esta forma. Quizá sintáis muchas ganas de pasar a la penetración. Tal vez queráis estimularos los genitales. Resistid la tentación.

6. Puede que a primera vista este parezca un ejercicio absurdo y quizá no notes nada. Si estás acostumbrado a la estimulación intensa o a los movimientos firmes de la penetración, tal vez no adviertas las sensaciones sutiles que puede provocarte este ejercicio.

7. Sigue presente con la experiencia e intenta percibir las sensaciones sutiles de la energía sexual: ese placer de fondo que siempre tenemos al alcance si nos lo permitimos y no nos concentramos en lo que creemos que deberíamos sentir durante el sexo ni en la imagen que deberíamos dar.

8. Al poco tiempo quizás empieces a percibir algunas sensaciones suaves, primero en los genitales y después algún impulso que se desplaza por todo tu cuerpo.

9. Permite que esta expresión de la energía de Eros fluya por tu cuerpo y concéntrate en las sensaciones, por sutiles o fuertes que sean. Poco a poco podrías empezar a sentir que empieza a hormiguear en tu cuerpo una especie de electricidad sexual.

10. Quizá te resulte difícil notarla la primera vez que hagas este ejercicio, pero cuando lo hayas hecho unas cuantas veces empezarás a percibir sensaciones de placer intensas y una gran sensación de conexión con tu pareja.

11. Mediante el *Karezza* es posible llegar a experimentar un orgasmo sin estimulación física ni movimiento alguno, y que el placer fluya entre ambos miembros de la pareja sin que se ponga en práctica ninguna técnica sexual.

UNA EXPERIENCIA REALMENTE COMPARTIDA

Las intensas y sutiles sensaciones de energía sexual que puedes sentir en el cuerpo durante la práctica de ejercicios como el anterior no se limitan a lo que puedas sentir en el cuerpo.

El *Karezza* nos aleja del sexo basado en la fricción propio de la pornografía, una fricción que consiste en frotar dos cosas con fuerza y rapidez hasta que una de las dos estalla.

El Karezza *nos invita a adquirir un conocimiento*
más profundo de la energía sexual y de lo profundamente
placentera que puede llegar a ser.

Cuando vayas familiarizándote con el ejercicio del *Karezza* empezarás a notar una clase de energía sexual diferente, menos centrada en el cuerpo físico y más presente a niveles sutiles y energéticos. En lugar de la intensidad concentrada puramente en los genitales, podemos empezar a sentir temblores, escalofríos de placer que se extienden por todo el cuerpo y lo vigorizan.

Cuando empieces a sentir cómo la energía se desplaza por tu cuerpo, también es posible que comiences a experimentar energías que se desplazan entre tú y tu pareja. Quizá notes que cuando tu pareja se excita sientas que ocurre algo en tu cuerpo; no será una estimulación directa, sino una excitación más sutil y más suave. Tomarás conciencia de que lo que estás experimentando no es tu propio placer, sino el de tu pareja.

Incluso es posible llegar a un punto en el que puedas sentir la respuesta orgásmica de tu compañero mientras estéis practicando sexo. Cuando hayas desarrollado la sensibilidad para percibir la corriente de energía sexual de tu propio cuerpo y empieces a sentir la energía de tu compañero de una forma parecida, serás capaz de saber cuándo alcanza el orgasmo tu pareja sin necesidad de percibir ninguna de las señales evidentes.

Sentirás en tu cuerpo el placer sexual de tu compañero
y eso aumentará tus sensaciones y tu placer.

Si tú y tu pareja sois igual de sensibles, se creará un círculo positivo entre vosotros, de forma que podrás utilizar tanto tu placer como el de tu pareja para estimular y profundizar en el placer que sientas entre vosotros.

ENERGÍAS MASCULINAS Y FEMENINAS

Las formas en que se experimentan las energías masculinas y femeninas son muy diferentes. Estaremos abiertos a ellas si somos capaces de percibir las energías sutiles con las que nos pueden poner en contacto ejercicios como el *Karezza*. Cuando hablamos de masculino y femenino no nos referimos al género —es decir, hombre y mujer—, sino a una clase de energía más profunda que fluye durante el sexo. La energía femenina parece querer ser vista. El nivel superficial de esta expresión femenina es vestirse de alguna forma que resulte sexualmente atractiva o para llamar la atención. Al ser vista, la energía femenina despierta el deseo de la masculina. Y aquí volvemos a encontrarnos con el esquema básico de la pornografía. La principal función de las mujeres en pornografía es provocar el deseo del hombre. Se las suele ver como objetos para despertar el deseo masculino. Al ser vista, la energía femenina evoca energía sexual en la masculina.

Por otra parte, la energía masculina tiene una cualidad muy distinta, y lo que pretende es despertar el deseo de la femenina a través del sentido o la percepción. Por ejemplo, a los hombres que se visten de formas llamativas se les suele calificar de «femeninos». Y aunque eso no significa que los hombres no tengan que preocuparse de su aspecto, no es la presentación lo que suele atraer a la energía femenina. Es la cualidad de su energía, su habilidad de estar presentes lo que atrae más a la femenina.

Esta dinámica diferente crea un círculo armónico de energía entre lo masculino y lo femenino.

La energía femenina despierta la masculina dejándose ver, la masculina despierta la femenina dejándose sentir. La habilidad masculina para ver la femenina se refleja en su presencia. Cuanta más capacidad tenga la masculina para estar presente, mejor podrá ver a la femenina y más se dejará sentir, cosa que, a su vez, despierta el deseo de la femenina.

A medida que os vayáis abriendo a las energías sutiles del sexo, mejor podréis percibiros y sentiros el uno al otro. Esta es la ventaja de aflojar el ritmo y abrir la conciencia a las energías sutiles de lo que puede sentirse durante el sexo. Cuando nos alejamos de la energía salvaje y poco refinada del sexo pornográfico y nos acercamos a las energías eléctricas más sutiles que se pueden sentir, estamos permitiendo que se establezca una conexión más profunda entre nosotros y nuestra pareja. Y el sexo se va convirtiendo, poco a poco, en una experiencia que creamos entre los dos.

No solo sentimos nuestro placer, sino también el de nuestra pareja, y somos capaces de emplear esa sensibilidad para ayudar a potenciar el placer de ambos.

Esta conexión más profunda también es algo que se siente. No nace de la mente o de pensar en ella. Surge porque nosotros nos permitimos concentrarnos en lo que «es»: nuestras sensaciones, nuestras emociones y las energías más sutiles que sentimos en nuestro cuerpo y en el de nuestra pareja, en lugar de perdernos en las técnicas o las expectativas de lo que creemos que debería ocurrir durante el sexo. Cuando nos adelantamos o nos escondemos en nuestra cabeza, perdemos esa conexión esencial con nosotros mismos y con el otro. Estar presente es uno de los pasos clave para mejorar nuestra vida sexual y disfrutar de sexo real.

EL DESAFÍO DE LA VERDADERA INTIMIDAD

El sexo real, el sexo auténtico y profundo que acabamos de describir es una experiencia muy íntima. El último obstáculo, pero normalmente el más importante para llegar hasta él, es que, aunque nos morimos por experimentarlo, también nos aterra. Sí, la mayoría de personas queremos disfrutar de sexo real, pero ¿estamos verdaderamente preparados para establecer una conexión profunda con nosotros mismos, por no hablar de hacerlo con otra persona?

Como ya hemos explicado, estar completamente en nuestro cuerpo significa que debemos enfrentarnos a los motivos por los que solemos desconectarnos de él: nuestra vergüenza, nuestros miedos y nuestras inseguridades. Para evitar esto hemos aprendido a desconectar de nuestro cuerpo, cosa que al final significa que acabamos desconectando tanto de nosotros mismos como de los demás; cuando estamos incómodos con nosotros mismos, puede resultar aterrador dejarse ver por los demás.

Todos sabemos lo que es que otra persona nos hable sin parar sin dejarnos intervenir para nada. Lo más probable es que quien hable tanto lo haga porque tiene miedo de sentirse y, especialmente, de dejarse ver por los demás, por eso se esconde tras un muro de palabras. Y ocurre lo mismo con el sexo: si estamos ocupados «practicando» sexo, es muy probable que estemos incómodos con la idea de estar con nosotros mismos. De modo que estamos incómodos estando con otras personas y dejándonos ver.

Los preliminares desempeñan un papel muy importante al respecto y, sin embargo, son uno de los aspectos más complejos del sexo. Y eso se debe a que no hay reglas. Es como ese silencio en una conversación que puede incomodarnos porque nos deja «desnudos» delante de la otra persona, desprotegidos sin el escudo de la conversación.

Durante los preliminares nos sentimos el uno al otro, nos estamos preguntando: «¿Vamos a practicar sexo o no?», «¿Cómo te estoy sintiendo? ¿Cómo me estás sintiendo tú?» «¿Qué te excita? ¿Qué me excita a mí?» Resumiendo: «¿Cómo me estoy sintiendo? ¿Cómo te estoy sintiendo a ti?» Seguimos en la energía sensual que describimos en el capítulo «Comprende tu deseo» (ver página 63), y eso significa que la energía sexual todavía no ha aparecido. Los preliminares y la energía sexual no tienen la misma clase de molde.

Los preliminares son emocionalmente abiertos porque nos estamos sintiendo el uno al otro y queremos conectar. Es el momento en que nos apreciamos el uno al otro y expresamos nuestro consentimiento al otro, cuando nos abrimos a otra persona. Eso nos hace vulnerables por dos motivos en particular. Primero, porque quizá nos incomode expresar emociones en general, como ya hemos mencionado. Y segundo, porque, en el fondo, quizá no queramos abrirnos a nuestra relación, ya sea porque hay algún problema emocional sin resolver en dicha relación, o porque estemos con una persona a la que todavía no conocemos lo suficiente o con quien no queramos establecer una conexión emocional.

Es probable que pasemos por los preliminares a toda prisa porque evitamos la intimidad.

En cuanto nos adentramos en el acto sexual nos sentimos salvados porque el sexo, en especial la penetración, consiste en una serie de rutinas que todos conocemos bien. La «conversación» continúa, ese espacio abierto entre nosotros se llena de actividad y nos sentimos menos expuestos emocionalmente. Y como hemos modelado nuestra idea del sexo mediante la pornografía —no importa si la hemos consumido de forma activa o no—, eso ha cimentado nuestra comprensión de lo que debería ser el sexo o se supone que debe ser o parecer. No tenemos un banco colectivo de imágenes sobre sensualidad y preliminares, por lo que no tenemos en qué basarnos; nadie nos ha enseñado qué es lo importante.

Y eso hace que nos sintamos más expuestos. Ya estamos en nuestro cuerpo, en la energía sensual, sintiendo todo lo que ocurre en nuestro interior, y además de eso nos estamos relacionando de forma improvisada con otra persona estando completamente presentes. Eso puede suponer un desafío demasiado emocional y, por lo tanto, podemos tener tendencia a precipitarnos hacia la penetración o hacia algún acto sexual más directo porque suele ser menos íntimo. A menos que estés en la afortunada situación de que la carga sexual sea tan alta que te sientas empujado a ir directamente al contacto genital, saltarse los preliminares es uno de los mayores obstáculos para disfrutar de sexo real.

En el caso de las mujeres, que en general suelen excitarse más con el contacto y la presencia (como ya comentamos en el capítulo «Las ventajas y los inconvenientes de la pornografía», ver página 35), los preliminares suelen tener un gran impacto en su nivel de excitación.

Los preliminares le dan a nuestro sistema nervioso
la oportunidad de relajarse y permiten que emerja nuestra
excitación natural, cosa que potencia mucho
nuestra capacidad de experimentar placer.

Si nuestra vara de medir es la experiencia sensible del placer y la conexión —y no lo mucho que nos acerquemos a los patrones de la pornografía—, el sexo real suele empezar con unos buenos preliminares bien largos. Esto nos exige la capacidad y la predisposición a intimar con la otra persona, a decirnos «sí», tanto a nosotros mismos como al otro, y por completo, tanto si se trata de un encuentro esporádico como de una relación a largo plazo.

También es importante, en especial cuando tenemos una pareja nueva, que negociemos nuestros respectivos límites. Si no nos hemos comunicado con claridad lo que queremos y lo que no queremos, es probable que nos sintamos nerviosos durante los preliminares, que desconectemos de nuestro cuerpo y de nuestra pareja. Es importante que antes de practicar sexo con alguien te preguntes: «¿Qué nivel de intimidad quiero alcanzar con esta persona? ¿Cuánto de mí estoy dispuesto a mostrar? ¿Cuán presente quiero estar?» La respuesta será un indicador directo de lo profunda que quieres que sea la experiencia sexual, sin importar si se trata de una experiencia aislada o de un amante habitual. Siempre tiene lugar aquí y ahora.

CLAVE 5:
COMUNICACIÓN AUTÉNTICA

E l sexo estupendo requiere de una comunicación auténtica. En nuestra consulta no dejamos de ver fallos en la forma que tiene la gente de comunicarse. La comunicación auténtica requiere valentía, pero los resultados hacen que valga la pena y es una de las piedras angulares del sexo real.

En nuestra cultura no hemos aprendido a hablar de sexo. Los más afortunados habrán mantenido esa conversación sobre pájaros y abejitas con sus padres y habrán recibido un poco de educación sexual en la escuela, pero lo más probable es que le dieran un enfoque clínico con el objetivo de evitar el embarazo y las enfermedades de transmisión sexual, en lugar de pretender informar sobre el placer y los límites, sobre aprender a disfrutar del sexo.

La mayoría de las personas habrán explorado la sexualidad de adolescentes, en casa de sus padres, con la posibilidad de que los descubrieran en cualquier momento. Y eso significa que cualquiera podría haber escuchado los ruidos o conversaciones que se produjeran durante los posibles contactos sexuales. Descubrimos nuestra sexualidad sintiendo que no estaba bien del todo manifestarla, y a la mayoría de las jovencitas se les inculcó que no estaba bien disfrutarlo y desearlo.

Si sientes que no está del todo bien practicar sexo,
es probable que te cueste hablar del tema.

Sin embargo, hablar de ello con nuestra pareja nos obliga a aceptar que estamos practicando sexo y a hacernos con el control de nuestra sexualidad. Una comunicación auténtica nos ayuda a asegurarnos de que nuestra pareja sabe lo que nos gusta y lo que debe ocurrir para que podamos satisfacer nuestros deseos y nuestras necesidades. Por desgracia, pocos de nosotros entendimos esto cuando descubrimos el sexo, por lo que acabamos perdiendo la comunicación, desconectando de la intimidad y sintiendo una insatisfacción que resulta muy dañina para poder disfrutar de una buena vida sexual.

Por lo tanto, la comunicación en el sexo se convierte en algo que o bien asumimos que está ocurriendo en silencio o bien no nos atrevemos a afrontar. Nuestra sexualidad está envuelta en un código de silencio basado en la vergüenza, el miedo, la inseguridad o, simplemente, la ignorancia. Existe la creencia mágica de que nuestra pareja, incluso aunque sea nueva, descubrirá nuestros deseos y cómo nos gusta que nos toquen de forma misteriosa. Sin embargo, ya es bastante común que incluso a nosotros nos cueste conocer nuestros propios deseos; ni que decir tiene lo raro que es esperar que alguien los conozca de antemano y los satisfaga.

No nos atrevemos a decir la verdad. Y no solo cuando nuestra pareja está haciendo algo que no nos gusta. Tampoco decimos nada cuando tenemos ganas de practicar sexo, y esperamos que el otro lo perciba de forma mágica.

Quizá temamos iniciar el contacto sexual porque tengamos
miedo al rechazo o a ser demasiado insistentes; enseguida
conectamos con calificativos como «puta» o «depredador».

A veces podemos sentir que lo que estamos pidiendo es demasiado, que nuestra pareja nos juzgaría si le pidiéramos lo que de verdad deseamos.

En especial, no se anima a las mujeres heterosexuales y monógamas a ser dueñas de su sexualidad ni a desear sexo de forma activa. Y por miedo a que se las tache de «putas» reprimen sus deseos sexuales y, en consecuencia, se convierten en personas insatisfechas y resentidas, o rechazan de forma automática las invitaciones sexuales porque creen que no deben permitirse sentir deseo, cosa que les provoca más resentimiento. Esta insatisfacción silenciosa de las mujeres que no se permiten ser dueñas de su sexualidad ni expresar sus deseos es tóxica para las relaciones largas.

De la misma forma, cuando las mujeres no son dueñas de sus deseos sexuales, los hombres se ven obligados a iniciar siempre el contacto sexual y a aprender que ese «No» silencioso de las mujeres no siempre significa «No». A veces ella sí que quiere pero no se permite expresarlo, motivo por el que espera a que sea él quien tome la iniciativa. Eso puede resultar agotador y confuso para los hombres. Suele provocarles una proyección de «sexualidad sucia», los convierte en depredadores, y esto también es una de las recetas seguras para cruzar límites. Cuando guardamos silencio en lugar de comunicar con claridad lo que deseamos, provocamos confusión, deseos sexuales insatisfechos y falta de límites.

La falta de claridad en cuestión de límites es una de las facetas más habituales en las que las personas tienen problemas con el sexo, y en este aspecto la comunicación es esencial.

La pornografía ha influido de forma significativa en la percepción que tenemos de los límites en materia de sexo. En las películas pornográficas parece que todo el mundo está dispuesto a todo, sin discusión; la comunicación y el diálogo no suelen ser los puntos fuertes de ninguna película pornográfica. Cuando, en realidad, todo está perfectamente hablado de antemano y todos los actores hacen lo que se ha acordado previamente.

Hemos tenido muchos clientes que han compartido con nosotros historias desgarradoras de la angustia que han sentido en situaciones en las que alguien ha cruzado, sin querer, sus límites, y no les ha ocurrido solo de adolescentes. Un ejemplo perfecto es cuando una mujer no expresa verbalmente que no desea que la penetren pero acaba dejando que el hombre se meta dentro de ella. Otro ejemplo ocurre cuando una persona se desconecta de su cuerpo o se disocia de él, pierde el contacto con sus sensaciones corporales: quienes lo hacen es posible que hayan sufrido algún trauma o estén experimentando emociones que estuvieran prohibidas o fueran poco seguras durante su infancia, incluyendo el deseo sexual. Entonces, cuando se dan cuenta de que está ocurriendo algo que no desean, sienten que ya han ido demasiado lejos como para decir que no, por lo que se encierran y desconectan de la experiencia o permiten que ocurra mientras se quedan paralizados por el miedo o el pánico. También pasa cuando un beso o una caricia no son deseados, etc.

Y, sin embargo, cuando las personas practican sexo se cruzan límites continuamente, y la gente se sorprende haciendo cosas que no quiere hacer.

Podemos encontrarnos a menudo haciendo cosas
para complacer al otro que en realidad no deseamos hacer,
ya sea por deber u obligación, incluso en relaciones
románticas y seguras.

En esos casos también estamos dejando que la otra persona cruce nuestros límites. Y cuando nos damos cuenta de que hemos dejado que alguien cruce nuestros límites, es probable que proyectemos los efectos de ello en otras experiencias, ya sean sexuales o de otra índole, y podemos hacerlo en forma de miedos, que nos llevan a encerrarnos y a ponernos a la defensiva, o quizás empecemos a albergar expectativas de la naturaleza del sexo que hagan tambalear nuestros límites. La imagen que supuestamente debe transmitir el sexo y lo que deberíamos sentir puede afectar a toda la relación que mantenemos con nuestra sexualidad, incluso durante décadas.

SEXO Y SILENCIO

A veces hay quien permite que otra persona cruce sus límites de forma intencionada, ya sea debido a abusos o a experiencias traumáticas. Aunque lo más frecuente es que alguien cruce nuestros límites amparado por el silencio, porque no comunicamos lo que nos parece bien y lo que no. Solemos sentirnos demasiado avergonzados para decir «No» o «Para». ¿Y cómo podemos cambiarlo? ¿Cómo podemos asegurarnos de que proyectamos la debida claridad tanto respecto a nuestros límites como a nuestros deseos que nos garantice no solo que estamos a salvo, sino que estamos seguros y que vamos a disfrutar de la clase de experiencias que deseamos?

El sexo, por lo menos cuando se practica con otras personas, es una interacción social compleja y delicada. Sin embargo, a diferencia de lo que ocurre en otras situaciones, no parecen aplicarse las mismas normas de comportamiento social. Plantéatelo de esta forma: si alguien te pisa el pie en el autobús, lo más probable es que muevas el pie o que le pidas a la otra persona que mueva el suyo. En general, la mayoría de las personas tienen un sentido razonable de lo que están dispuestos a aguantar y lo que consideran aceptable. Si tenemos la sensación de que alguien está cruzando nuestros límites —es decir, cuando algo nos parece inaceptable—, o bien nos alejamos de la situación o bien le pedimos a la otra persona que la cambie.

En el terreno sexual solemos encontrar una situación completamente diferente. Una de las partes de la pareja hace algo que no nos gusta y a menudo nos descubrimos pensando o bien «Esto no me gusta, pero no quiero herir sus sentimientos» o bien «Esto no me gusta, pero debe de ser porque tengo algún problema, así que será mejor que no diga nada». Quizás incluso lleguemos a huir de la situación desconectando de nuestro cuerpo y ocultándonos en nuestra mente, o abandonando por completo nuestro cuerpo. Frenar la actividad sexual parece desconsiderado o incómodo, y como muchas personas ni siquiera saben qué les gusta sexualmente, les cuesta mucho pedirlo, por no mencionar lo que les cuesta pedirle a alguien que deje de hacer algo que probablemente imaginen que están disfrutando. Todo se complica muy rápido, y muchas personas eligen guardar silencio y no quejarse ni pedir nada distinto.

Esto es un desastre absoluto, por lo menos sexualmente hablando, y a menudo afecta al nivel más básico de nuestros límites personales.

Como ya hemos explicado, abandonar nuestro cuerpo y ocultarnos en la mente es una gran forma de no estar presentes durante el sexo, y ya hemos numerado los inconvenientes de esa estrategia. Cuando hacemos eso, no solo perdemos la conexión con la otra persona y con nosotros mismos, tampoco somos capaces de determinar si se están cruzando nuestros límites.

El silencio empieza siendo algo pequeño: una sola acción o petición sexual que no disfrutamos pero pasamos por alto. La conformidad crea insatisfacción, pero cerramos la boca. No queremos ofender o decepcionar al otro. A menudo, nuestras ganas de complacer son mayores que la necesidad que tenemos de decir la verdad. Nuestra sed de seguridad puede superar la necesidad que tenemos de establecer límites personales. Y es esa clase de silencio lo que mata el sexo real.

El silencio es el cáncer del sexo, una enfermedad traicionera
que provoca la muerte de muchas relaciones sexuales
o las condena a una parálisis inexpresiva.

Al principio de una relación estamos tan concentrados en lo positivo, en el deseo de dar una buena impresión y en el entusiasmo de los primeros encuentros, que pasamos por alto lo que no nos convence a nivel sexual con esa persona y omitimos nuestras necesidades o deseos y las preocupaciones y las dudas que nos asaltan sobre la relación sexual.

El miedo que tenemos de «pasarnos» nos impide pedir lo que de verdad deseamos, por eso nos conformamos con las opciones seguras. Y lo que subyace en el corazón de ese silencio es el miedo al rechazo, a que se rían de nosotros o a sentir vergüenza. Y entonces, muy despacio y, por supuesto, en silencio, el cáncer va creciendo. Pasamos por alto alguna cosa más y tampoco la comentamos. Con el tiempo nos encontramos atrapados en una vida sexual completamente insatisfactoria o incluso negativa y, como es normal, nuestro apetito sexual disminuye. ¿Cómo no iba a ocurrir, dadas las circunstancias?

COSIFICADOR Y COSIFICADO

La necesidad que tenemos de ser la pareja perfecta —complacer al otro o redirigir nuestras propias necesidades y deseos— hace que cada vez estemos más desconectados de la otra persona. Si nuestro objetivo solo es satisfacer las necesidades del otro, nos estamos dejando cosificar. En cierto nivel nuestra pareja ya no es capaz de relacionarse con la persona que somos, sino que nos ve como el medio para dar rienda suelta a su potencial sexual.

Y es muy fácil dejarse atrapar por estas ganas de complacer al otro. La pornografía fomenta esta actitud, en espacial en las mujeres, al mostrarnos infinitas imágenes de mujeres cuyo único propósito es el de actuar como objetos del deseo masculino, que están ahí únicamente para proporcionar placer y para ser utilizadas con —o supuestamente sin— su consentimiento.

Si nos permitimos, aunque solo sea un momento, participar en un acto sexual que no disfrutamos, solo para complacer a otra persona, nos estamos despreciando y perdemos autoestima.

Y eso es abusar de nosotros mismos, por pequeño que sea el acto. El antídoto contra esta cosificación es conservar la autoestima suficiente que nos lleve a querer ser tratados como personas, no como objetos. Eso significa no participar en actividades sexuales (o de cualquier clase) en las que no nos sintamos aceptados, honrados y respetados por quienes somos como persona. A lo largo de nuestra carrera como terapeutas, hemos descubierto que aquellas personas con la autoestima más baja son las que tienen más probabilidades de dejarse arrastrar por las experiencias sexuales más negativas.

• • •

Es importante puntualizar que en las prácticas BDSM (*Bondage*-Disciplina, Dominación, Sumisión, Sadismo, Masoquismo) puede tratarse a otras personas como objetos, o uno mismo puede prestarse a que lo traten como tal, pero se trata de una representación compleja que cuando se hace de forma saludable y consciente no es una cosificación auténtica.

Una de las mejores formas de conservar esta sensación de autoestima es aprender a comunicar deseos y límites.

Cuanta más facilidad tengas para comunicarte, mejor y más sexo real practicarás.

Para conservar y desarrollar esta autoestima necesitamos ser capaces de decir la verdad y comunicar nuestros deseos y límites de forma que la otra persona los reciba y comprenda. La única forma de romper ese muro de silencio es verbalizando lo indecible.

Para poder sentirnos seguros debemos tener límites. Los límites empiezan en uno mismo. Tenemos que conocer cuáles son nuestros límites para poder comunicárselos a otras personas, porque de antemano no sabemos cómo se comportará el otro ni por dónde irá la situación. Por suerte, a estas alturas del libro ya habrás descubierto cuál es la naturaleza de tus deseos y lo que significan para ti. Si has hecho los ejercicios a medida que has ido avanzando en el libro, deberías empezar a tener cierta idea de lo que te da placer y de por qué lo deseas.

Necesitamos confiar en nuestros límites y en nuestra capacidad para comunicarlos en cualquier momento.

Podemos pulir esas habilidades desarrollando nuestra capacidad para dar información. Al estar presentes en el momento admitimos de antemano que quizá no sepamos lo que vamos a querer a continuación, pero podemos sentirnos y estar conectados a nosotros mismos. Y podría ayudarte mucho respirar hondo y preguntarte: «¿Qué estoy sintiendo en este momento?» Pregúntate qué minipersonaje estás representando. Por ejemplo: «¿Estoy representando al Protagonista? ¿Estoy representando al Complaciente? ¿Qué deseo en este momento y en este instante?» Etc.

COMUNICACIÓN COMPETENTE

La comunicación auténtica se compone de tres cosas. La primera es saber lo que de verdad deseas y cuáles son tus límites. La segunda es comunicar ese paisaje interior a tu pareja. La tercera es hacerlo de una forma efectiva.

Si alienamos a nuestro compañero con la elección de palabras equivocada, es muy probable que no consigamos lo que queremos. Debes comprender que lo que dices, en especial si lo haces mientras estás practicando sexo o es referente al sexo, puede tener un gran impacto en la otra persona. Si le decimos «odio que me hagas esto», es muy probable que se sienta rechazada, humillada, avergonzada o inútil, y es posible que se distancie de la intimidad. Es importante que aprendamos a comunicarnos de formas nuevas para poder llevar a cabo esas interacciones tan delicadas. La base de esta forma de comunicación es el respeto mutuo. Para poder comunicarnos con claridad y de una forma que sea respetuosa con la otra persona es esencial que nos veamos tanto a nosotros mismos como a nuestra pareja como personas, con sus propios anhelos, necesidades, deseos y vulnerabilidades. Esto se llama «dinámica relacional», y es la base de una comunicación auténtica.

Ejercicio: El juego de Sí-No *(60 minutos)*

Este es un ejercicio clásico que se hace en muchas escuelas de tantra y resulta muy útil para ayudar a las personas a comprender sus límites y a comunicarse claramente con su pareja. Tendrás que hacer el ejercicio con otra persona, pero no tiene por qué ser alguien con quien hayas intimado mucho. Puedes hacerlo completamente vestido, desnudo o medio desnudo. Asegúrate de leer todos los puntos de las instrucciones antes de empezar el ejercicio.

1. Uno de los dos será el Iniciador y el otro será el Receptor Activo. Decidid qué posición adoptará cada cual y sentaos cómodamente uno delante del otro.

2. El Iniciador empieza haciendo ademán de establecer alguna clase de contacto físico con el Receptor Activo, pero se detiene antes de completar el movimiento.

3. Si el Receptor Activo se siente cómodo con el contacto sugerido en ese momento, simplemente dirá: «Sí». Si no se siente cómodo con el contacto, contestará diciendo: «No». Si el Receptor Activo está indeciso, puede hacer un poco de tiempo diciendo: «Espera». Si el Receptor Activo quiere que el Iniciador le toque de la forma que había sugerido o si recibe la caricia con entusiasmo dirá: «Más».

4. Si eres el Iniciador, sé sincero contigo mismo: ofrece la clase de caricia que te apetece ofrecer, pero comprueba la reacción del Receptor Activo antes de hacerla. La idea del juego es que seáis juguetones y curiosos. Intenta variar el tipo de caricias y fijarte en las diferentes reacciones de tu pareja. Averigua si puedes provocar distintas reacciones en ella.

5. Si eres el Receptor Activo, ofrece una reacción cada pocos segundos o cada vez que la caricia varíe de cualquier forma. Iniciador, no te tomes de forma personal las reacciones de tu pareja. Esto no tiene nada que ver con tus caricias, sino con las reacciones individuales del Receptor Activo.

6. Sigue jugando a esto durante unos 10 minutos; al acabar, daos las gracias mutuamente por la curiosidad y la actitud receptiva y comentad la experiencia.

7. Receptor Activo, ¿cómo te has sentido diciendo que no? ¿Ha sido fácil o no? ¿Lo has dicho enfadado, tenías miedo de ofender a tu compañero o de que se sintiera rechazado? Si has sido capaz de contestar que no varias veces, ¿te has sentido empoderado? ¿Cómo

te has sentido al decir que sí? ¿Has sido capaz de admitir que te parecían bien determinadas caricias? ¿Has sido capaz de informar a tu compañero de que, en algunos momentos, querías más? ¿Cómo te has sentido al comunicar eso?

8. Iniciador, ¿te has permitido sugerir las clases de caricia que querías hacer o te has contenido por miedo a sobrepasar algún límite, a que el otro te juzgara o te rechazara? ¿Cómo te ha sentado que te dijeran que no? ¿Has sido capaz de actuar sabiendo que la reacción del otro no era un «No» a ti personalmente, sino a una clase de caricia específica?

_____

_____

Este ejercicio resulta útil en muchos aspectos. Puede utilizarse para descubrir lo que le gusta al otro y lo que no. También es una forma muy poderosa pero sencilla de ayudar a alguien a sentirse más cómodo diciendo «Sí» y «No». En la consulta siempre decimos que nos encanta escuchar a la gente decir que no. Y eso es porque en la intimidad nos pasamos la vida adivinando lo que al otro le gusta y lo que no le gusta. En el peor de los casos, si una persona no dice que no, es posible que crucemos sus límites de una forma muy dañina, incluso aunque no sea nuestra intención. Sin embargo, en la mayoría de los casos, solo significa que la persona con la que estamos intimando no se lo está pasando bien y es más improbable que vuelva a intimar con nosotros, tanto si se trata de una pareja habitual como de un encuentro esporádico.

Cuando alguien nos dice que no, ya no tenemos que adivinar lo que quiere y sabemos cómo se siente en ese preciso momento; es importante recordar que su reacción solo es un reflejo de lo que considera correcto en ese momento. Es muy común que, cuando alguien le dice a su pareja que no a algo en concreto, el otro se lo tome como un «No» general y ya nunca vuelva a intentarlo.

A menos que la persona diga un «No» claro, eso no significa que jamás quiera que vuelvas a probar eso en otro momento.

Quizá signifique que quiera probarlo de una forma distinta la próxima vez. En la consulta también nos sentimos muy aliviados cuando conocemos a alguien capaz de pedir más. Cuando ofrecemos contacto íntimo, siempre estamos tratando de adivinar lo que quiere la otra persona. Y seguimos adivinando hasta que conseguimos una señal clara de su reacción, y por mucha habilidad sexual o mucha intuición que tengamos, nos equivocaremos en algún momento; pero no ocurrirá si la otra persona nos mantiene informados.

Como ya hemos comentado antes, muchas mujeres no se sienten dueñas de su sexualidad y eso las hace parecer criaturas especialmente complejas a ojos de sus compañeros. Es posible que su cuerpo dé pistas no verbales con mensajes contradictorios distintos: «Sí», «No», «Quizás», y todos al mismo tiempo. Eso hace que para la pareja sea muy difícil averiguar la verdadera reacción de una mujer y, con frecuencia, pueda sentirse más presionado, porque tendrá que intentar anticiparse a las necesidades o deseos de su pareja. Así que, chicas, podéis hacerle un gran favor a vuestra pareja aclarando esas reacciones o pidiendo lo que queréis. Al hacerlo, eliminaréis la incertidumbre y la duda, reduciréis su ansiedad y permitiréis que el otro se relaje más y esté más presente con vosotras, sabiendo que, si algo no os gusta, se lo haréis saber con tranquilidad y seguridad y podrá cambiar lo que sea que esté haciendo.

Esto es responsabilizarse de la sexualidad y el placer propios. Cuanto más transparentes y sinceros podamos ser en nuestras experiencias sexuales, más ayudaremos a crear una sensación mutua de seguridad y confianza en la dinámica sexual y más podrán relajarse las partes involucradas en el momento y entregarse a los placeres con más intensidad.

Ejercicio: El juego de la Emperatriz (o el Emperador)
y el Esclavo *(60 minutos para cada papel)*

Este juego tan divertido consiste en una actuación que os ayudará a comunicar vuestros deseos con más claridad. En el juego, uno de vosotros será la Emperatriz o el Emperador (utilizaremos la Emperatriz en el ejemplo) y el otro será el Esclavo, que deberá cumplir órdenes. Puedes hacerlo con un amigo o con un amante. Asegúrate de leer todas las instrucciones antes de empezar el juego y de establecer una duración.

1. Uno de vosotros asume el papel de Emperatriz y el otro el papel de Esclavo, cuyo cometido es dar placer a la Emperatriz. Evidentemente, el Esclavo puede tener sus límites, y si la Emperatriz le pide que haga algo que él o ella no considera aceptable, podrá decir: «Lo siento, Emperatriz, eso no está dentro de los límites».

2. Como Emperatriz puedes pedir cualquier cosa que desees. Puede ser una caricia física o puede ser que tu Esclavo te prepare una taza de té, te lea una historia o te cante. Quizá desees que tu Esclavo te cepille el pelo, te haga un masaje en la espalda, o algo más íntimo.

3. El objetivo del juego es que la Emperatriz conecte con ella misma y no deje de preguntarse: «¿Qué quiero en este momento?» Tus deseos pueden cambiar según el momento. Cuando eso ocurra, comunícaselo a tu Esclavo y pídele que haga lo que desees a continuación. Puede que sientas que algunos deseos se satisfacen enseguida; otros quizá quieras disfrutarlos durante más tiempo.

4. Es imposible que la Emperatriz pueda hacerlo mal. Cualquier deseo que expreses está bien, incluso aunque lo que pidas no esté dentro de los límites de tu Esclavo. Todos tus deseos son hermosos: cualquier cosa que desees tiene, en el fondo, una cualidad interior maravillosa.

5. La gracia de este funcionamiento es que estáis jugando, cada persona representa un papel (aunque, en realidad, estos aspectos son facetas de cada cual). Esta sensación de estar jugando y representando puede ser la puerta que os permita empezar a daros permiso para expresar vuestros deseos de una forma más clara. Utiliza este juego como una oportunidad para explorar y expresar algunas cosas que normalmente no pedirías, y descubre qué pasa cuando lo haces.

6. Como Emperatriz, sigue preguntándote qué te daría más placer en cada momento. ¿Qué puede hacer tu Esclavo para que disfrutes más? Fíjate en las cosas que dejas fuera de la lista de tus deseos. ¿Qué te gustaría pero no te sientes lo bastante segura o cómoda pidiéndolo?

7. Emperatriz, cuando se acabe el tiempo, asegúrate de darle las gracias a tu amado Esclavo, y después comentad el ejercicio concentrándoos en lo que hayáis aprendido sobre vosotros mismos. Si seguís teniendo ganas de jugar, intercambiad los papeles.

En el paso 6, ¿qué te ha dificultado pedir lo que deseabas? ¿Qué resistencias encontraste a la hora de expresar tus deseos en voz alta? A menudo estas reticencias se deben a que lo que sea que deseemos nos parece demasiado, lo vemos como algo «sucio» o creemos que está mal. Quizás el problema sea que no sabemos lo que deseamos. Cada uno de nosotros tiene distintos bloqueos que pueden dificultarnos la tarea de pedir lo que verdaderamente queremos, pero pueden superarse.

La historia de Helen

Helen mantenía una relación de pareja con su novia desde hacía cinco años. Aunque se querían mucho y se expresaban su afecto de forma física con muchos arrumacos y abrazos, sexualmente Helen se sentía completamente insatisfecha. La forma que su pareja tenía de tocarla no le gustaba. A Helen le parecía que sus caricias

eran demasiado agresivas y que enseguida se centraba en los genitales. Estaba confusa: quería a su pareja y se sentía físicamente
atraída por ella, pero no conseguía excitarse cuando practicaban
sexo.

Gracias al trabajo que hicimos en la consulta quedó muy claro que
Helen no tenía clara la clase de caricias que le gustaban. Se le daba
bien dar placer, pero recibirlo ya no tanto. Empezamos enseñándole a
explorar este tema con su pareja mediante un ejercicio que describire-
mos en el capítulo «Un placer, no una actuación». Al hacer este ejercicio, Helen empezó a entender la clase de caricias que más le gustaban. Y entonces se sintió preparada para afrontar el siguiente gran
paso: comunicárselo a su pareja.

A Helen le costaba mucho pedir lo que quería. Siempre escuchaba
una voz en la cabeza que le decía que a su pareja le parecería demasiado. Resultaba que a Helen le costaba mucho más que a su pareja
llegar al orgasmo y por eso se sentía inferior y avergonzada. Temía que,
al pedir lo que realmente necesitaba para alcanzar el orgasmo, su
pareja se aburriría, se enfadaría con ella y la dejaría. Y llevaba años
conformándose con un sexo poco satisfactorio para ella.

Trabajamos con la autoestima de Helen y la ayudamos a entender que se merecía pedir lo que quería. Poniendo en práctica el ejercicio de la Emperatriz y el Esclavo que hemos explicado antes, Helen
pudo encarnar una nueva faceta de sí misma y pedir lo que quería sin
sentirse avergonzada.

Al principio le pareció difícil. Verbalizar sus deseos en voz alta
le incomodaba. A Helen le sorprendió descubrir (a nosotros, en
absoluto) que su pareja la apoyaba y, en realidad, disfrutaba ayu-
dando a Helen a sentir más placer. Le pareció excitante que Helen
se animara a explorar su potencia sexual y a pedir lo que quería.
Resultó que, durante todo ese tiempo, su pareja se había estado
sintiendo frustrada porque tenía la sensación de que Helen se estaba conteniendo, y que no se permitía rendirse al placer. Ella había interpretado que a Helen no le gustaba tanto como a ella le
habría gustado.

Este es un gran ejemplo para explicar cómo el silencio provoca falta de comunicación y distancia entre las parejas. En realidad, a Helen le gustaba mucho su pareja, pero sentía que no podía pedirle lo que quería. A la pareja de Helen le excitaba mucho darle placer, y cuanto más placer sentía Helen pidiendo lo que quería, más se excitaba ella.

Helen había aprendido a verbalizar lo indecible. Había roto el silencio en su vida sexual y se había beneficiado mucho de ello. En su caso, tenía una pareja que la amaba y la apoyaba mucho, y a quien excitaron mucho las nuevas facetas que Helen descubrió de sí misma gracias al ejercicio.

•••

Entonces, ¿cómo pedimos lo que queremos de forma que provoque la respuesta positiva que esperamos? La clave para conseguirlo es ser consciente de que la otra persona tiene sus desencadenantes y vulnerabilidades y sus propias respuestas emocionales a nuestras necesidades. Recuerda que solo podemos practicar la clase de sexo que nos permita el nivel que tengamos de desarrollo psicológico. Esto significa que cuando pedimos algo nuevo podría estar fuera de la zona de confort, ya se trate de la nuestra o de la de nuestra pareja. Y cuando nos encontramos en los límites de esa zona somos más críticos. Y es en esos momentos cuando nos sentimos indecisos o inseguros, cuando es más probable que tengamos más prejuicios, con nosotros mismos y con los demás. Cuando nuestros deseos son recibidos con prejuicios no significa que estén mal, solo quiere decir que nuestra pareja ha topado con un límite en su crecimiento psicológico. Por lo tanto, pedir algo nuevo es una gran oportunidad para crecer y desarrollarse. Si en vez de ver ese juicio como «lo que deseo está mal» lo vemos como una oportunidad para aprender, puede ayudarnos a disfrutar de una nueva experiencia.

Ejercicio: Otra persona nos pide algo complicado
(30 minutos)

¿Qué significaría para ti que tu pareja te pidiera algo con lo que no te sientes cómodo? Quizá juzgues su deseo o te resistas automáticamente, pero nosotros te invitamos a examinar de nuevo tu reacción para descubrir qué ocurre realmente. Debes tener a mano una libreta y un bolígrafo para poder anotar tus pensamientos a medida que avance el ejercicio.

1. Imagina que tu pareja te dice que le gustaría probar algo nuevo en la cama que a ti te resulta complicado aceptar. Podría ser una postura sexual nueva, que juguéis a representar algún papel o involucrar a otras personas. Puede que ya tengas algún ejemplo con el que te hayas encontrado en la vida real o puedas imaginar algo que sepas que te costará aceptar.

2. Cuando hayas imaginado algo que sepas que te costaría aceptar, intenta recrear en tu mente una imagen lo más real posible. Tienes que verte manteniendo esta conversación con tu pareja y percibir cómo te sentirías.

3. Dedica un momento a respirar hondo y toma nota de las emociones que sientes. ¿Te sientes avergonzado, incómodo, enfadado, celoso, disgustado o crítico?

4. ¿Cuál es el motivo más profundo de tu reacción emocional? ¿Qué significa para ti el hecho de que tu pareja desee eso? ¿Piensas que es porque no eres lo bastante bueno para él o ella? ¿O tienes miedo de sentirte incómodo o inseguro?

5. ¿Eres capaz de encontrar la parte de ti mismo, el minipersonaje que se siente interpelado por esa idea? ¿Qué edad crees que tiene esa parte de ti? ¿Es un niño? ¿Evoca emociones que experimentaste en los primeros años de tu vida, de tu infancia, quizás? Intenta percibir

con la mayor claridad posible esta parte de ti que se siente amenazada.

6. Cuando tengas una percepción clara, dialoga con ella: pregúntale qué le molesta realmente. Cuál es el motivo real de ese miedo y qué necesitaría para sentirse amado y seguro. Escucha y tómate el tiempo que necesites.

7. Cuando hayas escuchado todo lo que tenga que decir esa parte de ti, imagínate dándole todo lo que necesita. Si son abrazos y consuelo, dáselos. Si lo que necesita es tener un amigo, imagina eso. Si es seguridad, imagínala. Tienes que visualizar a esa parte de ti sintiéndose feliz, amada y relajada.

Nuestros juicios siempre nacen de alguna clase de miedo, y el antídoto es sentirse amado y seguro. Es muy bueno recordar esto, tanto cuando somos los que nos sentimos juzgados como cuando somos nosotros quienes juzgamos a otra persona. Cuando invitamos a alguien a salir de su zona de confort, esa persona tendrá sus propios miedos e inseguridades activados, y necesitará sentirse amado y seguro. Siempre debes ser compasivo y amable cuando expreses un deseo de cambio. Sé consciente de que la resistencia potencial de tu pareja nace del miedo y la inseguridad, igual que tus propias resistencias.

Debes animar siempre a tu pareja. Ayúdale a entender que, aunque ya lo está haciendo muy bien, hay cosas que podría hacer para darte todavía más placer.

Por ejemplo, podrías intentar decir algo así: «Me encanta que me toques ahí, pero me gustaría todavía más que fueras más despacio y me acariciaras otras partes del cuerpo antes de concentrarte en esa zona. De esa forma me excito mucho más y puedo disfrutar todavía más de tus caricias».

O podrías decir: «Esto me gusta, pero me parecería todavía más delicioso si lo hicieras un poco más suave».

Esta forma de expresarse es simple pero efectiva. No avergüenza a la persona que te está acariciando. En realidad, la reafirma al mismo tiempo que le dejas claro lo que quieres. Este enfoque suele ser efectivo, pues la pareja siente que lo que hace ya está bien, y su ego no sufre al escuchar tus comentarios. Y entonces aprende algo nuevo sobre tus gustos. Si tu pareja te está tratando como una persona y no como un objeto, escuchará los comentarios que le expresas con tanto amor y tratará de tenerlos en cuenta.

Otra herramienta muy poderosa para conseguir una comunicación auténtica es aprender a hablar desde ese espacio profundo de tu cualidad interior en lugar de hacerlo desde el deseo o anhelo superficial. Por ejemplo, quizá queramos que nuestra pareja haga las cosas más despacio en lugar de precipitarse a la penetración o ignorar los preliminares. Ese es nuestro deseo.

Aplicando el modelo que hemos descrito para minipersonajes podremos comprender que nuestro comportamiento, nuestros anhelos y nuestros deseos solo están satisfaciendo la necesidad más profunda de algo más.

Esa necesidad puede ser seguridad, contacto, placer u otra cosa. Dentro de esa necesidad más profunda está la cualidad interior; quizá se trate de conexión, empoderamiento, calma. Cuando comunicamos nuestros deseos desde una zona de conexión a esa necesidad más profunda, es mucho más probable que la otra persona nos escuche.

¿Cómo podemos hacerlo? Si queremos que nuestra pareja vaya más despacio en la cama y nos planteamos por qué lo deseamos, quizá descubramos, por ejemplo, que en realidad es porque queremos conectar más profundamente con él o ella en lugar de precipitarnos hacia la penetración. Si es ese el caso, quizá deberíamos intentar comunicar eso además de la necesidad que tenemos de cambiar el comportamiento externo. En lugar de decir: «No vayas tan rápido. Hazlo más despacio», podemos intentar decir: «Me encantaría sentirme más conectada contigo, y cuando te precipitas hacia la penetración no consigo sentir tanta conexión como me gustaría».

Al comunicarlo de esta forma estamos informando al otro de nuestra intención íntima, que tiene una cualidad interior que siempre nace de algo positivo en lugar de proceder del miedo. Somos capaces de comunicar nuestros deseos más profundos y de dar una explicación de por qué queremos que algo sea diferente, en lugar de limitarnos a decirle al otro que lo hace mal.

Hablar desde nuestras necesidades profundas y nuestras cualidades interiores también permite que nuestra pareja vea nuestros deseos más íntimos, y le da la oportunidad de encontrarse con nosotros en ese punto.

Eso también evitará que acabéis atrapados en discusiones absurdas sobre quién tiene razón y quién no.

Si al principio la otra persona no parece reaccionar cuando la invites a comportarse de forma diferente contigo, puedes informarle de cómo te sientes. «Cuando te pido una cosa diferente y tú me ignoras, me hace sentir que no me quieres o no me respetas, y tengo menos ganas de practicar sexo contigo.» Al emplear esta clase de lenguaje te limitas a enunciar tu experiencia. No se trata de amenazar al otro con dejar de practicar sexo, sino de hacerle ver que su comportamiento te afecta y que eso afecta al deseo que puedas tener de intimar con él o ella. Es importante no recurrir a amenazas a menos que tengas intención de mantenerlas. Por ejemplo, si dices: «Si no me tocas de otra forma, no practicaré sexo contigo», y la otra persona no cambia su manera de hacer las cosas y tú vuelves a acostarte con ella, estarás invalidando tu postura; pierdes tu poder de negociación. A partir de ese momento, el otro sabe que tus amenazas no son firmes y que puede seguir haciendo lo que estaba haciendo sin miedo a las consecuencias.

Si tu pareja no presta atención a lo que le pides, quizá tengas que poner freno a lo que sea que esté ocurriendo. Eso no significa que debas chantajearla, o que le obligues a hacer lo que deseas si no quiere que cumplas tu amenaza y dejes de practicar sexo con él o ella. Sin embargo, si le estás haciendo una petición razonable que él o ella insiste en ignorar, quizás al final tengas que informarle de que tienes ciertas necesidades y que, aunque quieres intimar con él o ella, la relación solo funcionará si tú también disfrutas. Así que hasta que tu pareja esté dispuesta a escuchar lo que quieres, y con el objetivo de que los dos podáis disfrutar de la experiencia, quizá tengas que limitar tu disponibilidad para tener relaciones.

Ejercicio: Habla en serio

(tantos minutos como necesites para hacer el amor)

Este ejercicio es para cuando te sientas más cómodo con tu pareja. Solo deberías ponerlo en práctica cuando ambos miembros seáis capaces de asumir responsabilidades y tengáis claro que cualquier cosa que surja durante el proceso nace de vuestros propios problemas, y no es culpa del otro. También es importante saber que los juicios o cualidades que proyectamos en la otra persona siempre están vinculados con un aspecto de nosotros mismos que todavía no hemos aceptado. Si sientes que el ejercicio te supera, puedes empezar haciéndolo dándote placer tú solo.

1. En este ejercicio te invitamos a practicar sexo o a hacer el amor con tu pareja mientras dices en voz alta cualquier cosa que te venga a la cabeza en cada momento. Ambos miembros de la pareja deben hacer lo mismo de forma simultánea.

2. La idea no es escuchar lo que dice el otro, sino tomar conciencia de los pensamientos propios y las imágenes mentales, y ser consciente de ellas al describirlas. Algunos de esos pensamientos pueden estar relacionados con la conciencia que tenemos del placer que sentimos o de las sensaciones menos placenteras. Quizá te aburras o te sientas incómodo en según qué posturas. Quizá te pierdas en alguna

fantasía y te desconectes de la experiencia física real. Puede que ocurra porque empieces a pensar en otra persona o que desees estar haciendo las cosas de otra manera en ese momento. Dilo todo en voz alta.

3. Fíjate en cómo te sientes mientras te permites verbalizar tus pensamientos y deseos. ¿Qué cosas eliminas y qué cosas te permites expresar? Si haces este ejercicio varias veces con la misma pareja, probablemente descubras que cada vez estás más dispuesto a decir lo que piensas y lo que deseas, y que cada vez te resulta más fácil.

4. Cuando te topes con algún pensamiento que te gustaría eliminar, toma nota mental de ello y resérvalo para después. Así podrás hacer la visualización con minipersonajes que hemos explicado en las páginas anteriores del libro para descubrir qué parte de ti quiere expresar ese deseo y qué necesidad interior estarías satisfaciendo al expresarlo. ¿Cuál es la cualidad interior con la que conectarías si esa parte pudiera expresarse libremente?

5. Cuando termine la sesión, reserva un poco de tiempo para comentar la experiencia con tu pareja y reflexionad los dos sobre las cosas que no suelen decirse durante el sexo y los motivos. Aseguraos de ser cariñosos y sensibles el uno con el otro, y de que os habláis desde el corazón con un deseo mutuo de aprender más sobre vosotros y de crecer juntos.

LAS FANTASÍAS

Una de las cosas más difíciles de compartir con tu pareja son las fantasías. Es muy fácil que pensemos «Esto no se puede hacer», o «Me daría vergüenza confesarle la fantasía que tengo». Pero podría sorprenderte qué fantasías pueden resultarle eróticas a tu pareja, y las cosas complicadas también pueden convertirse en un maravilloso soplo de aire fresco para tu vida sexual.

Pero debes tener en cuenta algo importante: si tienes una fantasía, no tiene nada que ver con la persona o el lugar donde transcurre, sino con lo que representa para ti y en cómo quieres experimentarte. Representa una parte de tu identidad sexual que está deseando expresarse, una parte que hace que esa experiencia en particular te resulte muy excitante.

A menudo utilizamos las fantasías para expresar aspectos de nosotros mismos que no estamos preparados para aceptar del todo.

Posiblemente se trate de las expresiones de nosotros mismos con más carga sexual, las más vitales y potentes, las que solemos eliminar de nuestra vida sexual porque las normas sociales nos advierten que ser tan sexual no está bien. Por lo tanto, las fantasías tienen importantes cualidades interiores para nuestra expresión sexual. No es el acto en sí lo que cuenta, sino lo que signifique para ti; y recuerda que todo lo que experimentes en las fantasías se puede aplicar a las relaciones que tienes con tu pareja.

Otra cosa crucial es esta: al incluir, integrar y comunicar tus fantasías a tu pareja, expresarás algo que os beneficiará a ambos. Cuanto más aceptes y comuniques cómo quieres sentirte sexualmente, más auténtica será la identidad sexual con la que afrontes el encuentro sexual y más podrá disfrutar tu pareja de tu verdadero yo.

Si eres tú quien recibe las sugerencias, recuerda que las fantasías de tu pareja nunca son una amenaza, son una oportunidad de enriquecer vuestra vida sexual.

Cuando nos reprimimos, nuestra pareja también se reprime, y ninguno de los dos está del todo presente y el sexo es limitado y limitante.

Por eso te sugerimos una máxima a tener presente para conseguir una comunicación auténtica: «Escucha sin miedo». Nuestra resistencia a las fantasías de nuestra pareja, e incluso la relación que mantenemos con nuestras propias fantasías, casi siempre puede reducirse a alguna clase de miedo. Como ocurría en el ejercicio «Otra persona nos pide algo complicado» (ver página 187), si ahondamos más allá de nuestra reacción inmediata, el momento en que pensamos cosas como: «eso sería raro/desagradable/demasiado», descubriremos que nuestros juicios suelen proceder de alguna clase de inseguridad y miedo que no tiene nada que ver con la situación real. Si tenemos la capacidad de escuchar cómo nuestra pareja desnuda su lado más vulnerable y comparte con nosotros las ganas que tiene de explorar sus deseos más profundos, de conectar con nosotros a un nivel más profundo y de sentir más placer al estar con nosotros, nos estaremos dando la oportunidad de establecer una relación más íntima y de crecer juntos.

En el sentido más práctico, y para empezar a trabajar con las fantasías, puede ser una buena idea que escribas tus fantasías. No tienes que estar nominado al premio Booker para hacer este ejercicio. Solo lo estás haciendo por placer, así que disfrútalo. Escribir tus fantasías es un juego, una forma de darte permiso para recrearlas. Esto no significa que tengas por qué ponerlas en práctica.

Algunas fantasías solo son placenteras porque son fantasías y nunca querremos realizarlas.

Pero quizá haya otras fantasías que sí te apetezca explorar. Mientras te sientas seguro, seas capaz de relacionarte con otras personas y tratarlas como personas y no como objetos y no te estés poniendo en peligro, eres tú quien elige.

Como ya hemos visto, la vergüenza sexual es uno de los mayores inhibidores del sexo real, y cuando conseguimos deshacernos de esos sentimientos nos liberamos, no solo sexualmente, también en todas las demás facetas de nuestra vida. Explorar nuestras fantasías es una forma muy poderosa de quitarnos la vergüenza. Al poner nuestras fantasías por escrito nos estamos liberando del poder que pueden tener de avergonzarnos. En realidad, cuando escribimos y exploramos nuestras fantasías, estas suelen perder la carga que suponen para nosotros. Si estamos encasillados en una fantasía en particular, escribirla y verbalizarla puede ser una forma excelente de liberar la energía que hemos almacenado en relación con ella. Cuando liberamos esa energía, podemos utilizarla para realizar diferentes fantasías u otras actividades, ya sean sexuales o no.

Pasa un rato escribiendo todos los detalles de tu fantasía. Deja que tu mente sea creativa y se concentre tanto en los aspectos físicos y los detalles del escenario donde transcurre la fantasía como en las sensaciones y las emociones que se ocultan tras ella. Date permiso para imaginar cómo te sentirías realizando esa fantasía. No reprimas la clase de lenguaje que podría excitarte. Esto solo es un ejercicio pensado para que te expreses; no se convierte en algo real ni es más probable que suceda solo porque lo hayas escrito.

Cuando hayas pasado el tiempo suficiente escribiendo sobre tu fantasía (y quizá quieras escribirla varias veces para comprobar si cambia o por si quieres redefinirla), ya podrás empezar a hablar de tu fantasía con tu pareja. Recuerda que ponerle nombre a la fantasía no significa que vaya a suceder o que quieras que ocurra.

Antes de leerle tu fantasía, asegúrate de que tu pareja sabe que el motivo de que la compartas con él o con ella es que quieres entregarte más a vuestra vida sexual y experimentar más pasión juntos. Asegúrate de que tu pareja es capaz de «escuchar sin miedo». Después, aclárale que lo que va a escuchar es una fantasía y nada más. No es una sugerencia para que la pongáis en práctica en el mundo real. Esta fantasía no es un reflejo de quién eres sexualmente, sino una parte de tu identidad sexual, que, como ya hemos visto, contiene una amplia colección de distintos aspectos de ti mismo.

Cuando nos permitimos explorar nuestras fantasías abrimos nuevos aspectos de nuestra sexualidad. La gracia de una fantasía es que no tiene por qué tratarse de algo que queramos recrear en la vida real. En las fantasías todo está permitido. Cuando compartimos estas fantasías con otra persona, le estamos dando acceso a esas partes nuevas de nosotros mismos para que las ame. Esto puede crear un vínculo más intenso entre los miembros de la pareja y abrir nuevas vías de placer y exploración sexual en la relación.

Otra faceta en la que existe una permisividad generosa
respecto a las fantasías es en el envío de mensajes de texto
con contenido sexual y en los foros en línea
de positivismo sexual.

En estas situaciones se puede generar mucha energía erótica, a menudo porque estamos chateando con desconocidos o porque estamos enviando mensajes a personas que, o bien no conocemos mucho o, evidentemente, estamos físicamente alejadas de ellas. Esta distancia genera una especie de «zona de seguridad» donde podemos expresar nuestros deseos sexuales más primarios sin la vulnerabilidad que supone una conexión personal e íntima; sabemos que no vamos a hacerlo de verdad, en especial en ese momento. Y eso puede convertirse en una experiencia maravillosa, enriquecedora y altamente erótica, pero en términos de comunicación auténtica supone un desafío, porque establece una frontera muy indefinida entre la fantasía y la realidad. Si estamos chateando o enviando mensajes a personas con las que planeamos conocernos después, crearemos unas expectativas que nos costará mucho satisfacer. Ya sea porque el encuentro nos provoque ansiedad o porque sintamos que hemos «prometido demasiado». En cualquier caso, en estas situaciones perdemos el control de nuestros límites, y podríamos terminar en situaciones en las que comprometamos nuestra seguridad personal.

Es genial que te guste enviar mensajes de texto con contenido sexual, chatear y fantasear. Contesta mensajes e involúcrate todo lo que puedas, pero debes tener claro que se trata de una fantasía. Lo lejos que quieras llevarlo en la vida real es otro juego completamente distinto en el que debes establecer unos límites propios. Si al final, cuando quedas con la otra persona, sigues queriendo practicar sexo, deja bien claros tus límites sobre lo que significa «Sí» y lo que significa «No» y lo que podría ser un «Quizás», y asegúrate de que la otra persona está de acuerdo.

Al margen de lo mucho y del nivel al que decidas compartir tus fantasías y deseos, la clave para disfrutar de sexo real es la comunicación auténtica. Romper el silencio en el plano sexual puede parecer una de las cosas más difíciles de hacer. Sin embargo, cuando conseguimos hacerlo de un modo amable y respetuoso, conlleva un gran crecimiento personal, tanto respecto a nuestra intimidad como en muchos otros aspectos de nuestra vida. Aunque pueda parecernos que romper el silencio conlleva un gran riesgo, la comunicación auténtica significa que conseguimos ser nosotros mismos en nuestras experiencias sexuales. Esa es la verdadera intimidad, la clase de intimidad que todos deseamos y la que nos llena.

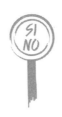

CLAVE 6:
DAR PERMISO

Para permitirnos sentir placer, primero tenemos que darnos permiso para experimentarlo. Este permiso es fundamental para nuestra habilidad de conectar con el placer. La idea del permiso, particularmente en el contexto de la sexualidad, parece estrechamente vinculada a las ideas del bien y del mal: una especie de perspectiva moralista que define el sexo y la inocencia como conceptos opuestos. Sin embargo, como terapeutas, nosotros opinamos que el sexo es inocencia y que, una vez más, la sociedad nos ofrece una perspectiva errónea de la sexualidad.

Según el diccionario Merriam-Webster la inocencia es la cualidad de «estar libre de culpa o pecado». También emplea las palabras «irreprochable» y «simplicidad» para describir la cualidad de la inocencia. Estas cualidades pueden prevalecer tanto en una situación sexual adulta como en la infancia.

*La inocencia sexual no tiene nada que ver
con lo que hacemos, sino con los sentimientos
y los juicios que la sustentan.*

El sexo es una expresión natural, no algo que surge de los esquemas sociales. Como ya hemos mencionado antes, procedemos de un linaje de millones de años de antigüedad de antecedentes de actividad sexual. Practicar sexo es algo que llevamos en los genes, tanto como la evolución. Por lo tanto, no podemos sentirnos culpables de desear sexo; el sexo y el deseo son impulsos naturales.

Es evidente que la forma que tengamos de expresar esos impulsos y con quién los expresemos puede suscitar críticas, y es de esas críticas —y no de nuestros actos y comportamientos— de donde surgen los problemas relacionados con la pérdida de inocencia mediante la actividad sexual. Esas críticas son esquemas sociales: solo son ideas, no tienen nada que ver con la realidad, a menos que nosotros elijamos darles cabida en nuestras vidas. ¿Qué es la virginidad? Mucha gente diría que es una cualidad que tienen las personas antes de haber practicado sexo con penetración por primera vez. Se dice que se pierde la virginidad cuando el himen de la mujer se rompe mediante la penetración de un pene. ¿Eso significa que las lesbianas siguen siendo vírgenes porque no practican sexo con hombres? Es evidente que esa idea es falsa. Deberíamos ampliar la definición de lo que es el sexo y comprender que cuando empezamos a tener experiencias sexuales con otras personas —como quiera que lo interprete cada uno— perdemos la virginidad. Y, aun así, parece una idea muy limitada.

En lugar de basar la definición de virginidad en lo que uno haya hecho físicamente, podría relacionarse con la mirada crítica con la que juzgamos nuestras propias acciones.

Si entendemos que la sexualidad tiene más que ver con la energía y la intención, entonces la virginidad también tiene más que ver con esas cualidades que con las acciones asociadas a ellas. Por lo tanto la virginidad, en un sentido más significativo, está vinculada a la inocencia. Es un estado de «pureza», no de acciones, sino de intención. Un niño que explora su cuerpo o que explora el cuerpo de algún amigo mediante esos inocentes juegos de médicos y enfermeras no es menos inocente y virginal después de haberlo hecho. La pérdida de la inocencia y la pureza —esas cualidades virginales— surge de las sensaciones que podemos experimentar después de hacer algo con connotaciones sexuales. La sociedad nos dice que el sexo no es inocente; que, en muchos sentidos, es algo de lo que deberíamos avergonzarnos.

Es la vergüenza lo que nos hace perder la inocencia,
no los actos sexuales en sí mismos.

En ese sentido, alguien que ha tenido una mala experiencia sexual por primera vez puede, si es capaz de volver a conectar con su inocencia como cualidad de pureza de pensamientos, sentimientos y críticas acerca del sexo, proclamarse virgen en términos de energía y emoción. Cuando redefinimos el sexo como algo inocente al reestructurar nuestra comprensión de esas cualidades, podemos empezar a verlo desde un nuevo punto de vista y, desde ese enfoque, empezar a darnos permiso para experimentar placer sexual.

La inocencia sexual es el sexo libre de la culpa
que surge de la crítica social. Y es precisamente
en ese sexo libre de culpa donde se esconde nuestro
mayor placer.

NUESTRO DERECHO AL PLACER

Hay muchas personas que opinan que el placer sexual debería ser un derecho humano básico. Es un aspecto fundamental de la sexualidad humana, y la mayoría de nosotros entiende que eso incluye el derecho a elegir con quién compartimos nuestra sexualidad y cómo lo hacemos, sin coacciones, violencia o discriminación debido a nuestro género o a nuestra orientación sexual.

Sorprendentemente, esto no es algo evidente, ni siquiera en Occidente. A pesar del breve aumento de la libertad sexual que se dio a mediados y finales del siglo XX, cuando se publicaron el estudio del doctor Alfred

Kinsey[12, 13] y los informes *Hite*[14, 15], el placer sexual no era un tema que se contemplara en materia de derechos humanos. El hecho de que haya vuelto a plantearse en los últimos años es, por lo menos en parte, gracias a los derechos de los homosexuales y a los movimientos feministas.

Aun así, parece una omisión enorme que en los derechos humanos no se contemple el placer sexual junto a la elección de pareja.

Entretanto, el placer sexual sigue siendo un tema muy conflictivo en la mayoría de campos psicoterapéuticos y biomédicos.

Una buena forma de valorar la madurez de una sociedad es evaluar la relación que mantiene con el placer sexual y el permiso; cuanto más permisiva sea la sociedad, más madura es. La mayoría de las sociedades mantiene una relación con el sexo jerarquizada y ascendente. Por una parte, el Estado controla lo que está permitido sexualmente. El ejemplo más evidente es la homosexualidad, que en el Reino Unido fue ilegal hasta 1967. Los cambios en la legislación dieron permiso a los hombres y las mujeres homosexuales para mantener relaciones sexuales más libres sin temor a las consecuencias legales.

Desde una perspectiva ascendente, lo que el ciudadano medio opina en materia sexual también influye en nuestra opinión colectiva de lo que es sexualmente aceptable. Las cosas que vemos en los medios de comunicación, la forma que tenemos de hablar con nuestros amigos, la clase de imágenes que están permitidas: todo ello genera un impacto en nuestra forma de percibir el sexo y en el permiso que nos damos para disfrutar de él.

---

12. Kinsey, A. C., Pomeroy, W. B. y Martin, C. E., *Sexual Behavior in the Human Male*, W. B. Saunders Company, Philadelphia, 1948.

13. Kinsey, A. C., Pomeroy, W. B. y Martin, C. E., *Sexual Behavior in the Human Female*, W. B. Saunders Company, Filadelfia, 1953.

14. Hite, S., *The Hite Report on Female Sexuality*, Macmillan, Londres, 1976.

15. Hite, S., *The Hite Report on Male Sexuality*, Alfred A. Knopf, Nueva York, 1981.

Por desgracia, el placer como derecho humano todavía no está aceptado del todo. Tomemos como ejemplo la disputa que surgió en Francia en el año 2003 respecto a si los discapacitados tenían derecho a contratar los servicios de trabajadores sexuales específicos, profesionales cualificados que pudieran guiarlos a través de una serie de procesos, incluyendo la intimidad sexual, con el objetivo de que consiguieran sus metas terapéuticas respecto a su sexualidad. Al ser incapaces de encontrar parejas sexuales y al ser vulnerables a posibles engaños por parte de los trabajadores sexuales comunes, muchos discapacitados contrataban estos profesionales. Estos trabajadores sexuales suelen ser personas muy cualificadas, a veces incluso tienen alguna titulación en psicología o son psicoterapeutas, y trabajan conjuntamente con un psicoterapeuta que supervisa la relación terapéutica entre el profesional y el cliente. Esta práctica se hizo muy conocida gracias a la película de 2012 *Las sesiones*, que ganó varios premios y nominaciones.

Después de investigar el derecho de las personas discapacitadas a contratar los servicios de estos profesionales, el Comité de Ética Nacional Francés declaró: «La sexualidad de los discapacitados no puede considerarse un derecho». Por lo visto, cuando peleamos por concedernos permiso para experimentar placer no solo estamos peleando contra nuestras resistencias internas, aprendidas en nuestra familia, las escuelas, los medios de comunicación, etc. También nos enfrentamos a una negación colectiva del derecho al placer sexual, desde las instancias más altas de la sociedad hasta las más bajas.

Para recuperar nuestro derecho básico al placer, primero debemos darnos permiso para sentir ese placer. Y esto no viene del exterior, sino de nuestro interior. La sociedad tiene la perspectiva distorsionada de que el sexo es algo que ocurre cuando conectamos con otras personas. Nos dicen que nos sentimos sexualmente excitados cuando estamos con otra persona, ya sea una pareja romántica o un compañero sexual. El otro es quien evoca nuestro deseo, la lujuria o la excitación. Por eso, a menudo, esperamos pasivamente a que aparezca esa otra persona que estimule nuestro deseo, que nos lleve al orgasmo, convencidos de que hasta que eso ocurra no podemos acceder a nuestra identidad sexual. Cuando, en realidad, funciona más bien al revés.

El sexo empieza en la forma que tenemos de relacionarnos con nosotros mismos.

Así es como, de niños, aprendemos cómo funciona nuestro cuerpo y lo que es el sexo, siempre que nos proporcionen el espacio, la libertad y la seguridad para hacerlo. Durante esa etapa de la vida exploramos nuestro cuerpo con inocencia, descubrimos qué partes nos gusta tocarnos y, con el tiempo, aprendemos cómo nos gusta que nos toquen. No es de extrañar que las niñas y los niños pequeños empiecen a explorarse los genitales de forma consciente para darse placer a la edad de cinco o seis años. Algunos científicos sugieren que, incluso ya en el útero, algunos fetos se tocan por placer.

Los niños pequeños lo hacen, sencillamente, porque les provoca placer y porque, si se han criado con la seguridad suficiente, tienen curiosidad por su cuerpo y por el mundo que les rodea. Una vez descubierta, esa autoexploración inocente continuará hasta que algún adulto intervenga y le diga al niño que eso que está haciendo no está bien o que tiene que tener cuidado con la forma que tiene de tocarse o dónde se toca. Entonces, lo normal es que el niño se sienta avergonzado por su comportamiento y, o bien se reprima, o bien siga haciéndolo a escondidas.

Y, por lo tanto, la pérdida de inocencia vuelve a surgir no del acto en sí o de nuestro interior, sino de las críticas y las emociones que aprendemos de otras personas. Es algo que nos viene impuesto por nuestros padres, los profesores, nuestros iguales, la religión, los medios de comunicación u otros. Para recuperar nuestro derecho a sentir placer sexual, tenemos que darnos permiso para volver a conectar con nuestra inocencia sexual. No podremos empezar a tener una relación sexual verdaderamente libre hasta que no la tengamos con nosotros mismos.

Tu sexualidad no está definida por la de otra persona, a menos que tú lo permitas. Tu sexualidad no es algo que te concedan otras personas. Por lo tanto, es importante que todos establezcamos una relación sexual con nosotros mismos. Ya hemos hablado sobre este tema en los capítulos «Comprende tu deseo» (ver página 63) y «Descubre tu identidad sexual» (ver página 91).

Cuando seamos capaces de crear nuestra propia percepción de la sexualidad ya no permitiremos que pueda definirla ningún factor exterior.

Tampoco dependeremos de otras personas para que nos den permiso para manifestar nuestra sexualidad. El impulso de sentir nuestra energía sexual y de expresarnos sexualmente no procede de fuera, sino de nosotros mismos. Podemos empezar a construir una identidad sexual, la percepción de la persona sexual que somos, independientemente de lo que esté ocurriendo a nuestro alrededor.

Esta percepción de nosotros mismos no depende de si tenemos una pareja o no. No depende de las veces que practiquemos sexo o de la clase de sexo que practiquemos. Incluso aunque estemos practicando alguna clase de sexo que no deseemos necesariamente, como el sexo procedente de la obligación o el deber, ese sexo poco satisfactorio, podemos seguir conservando esa percepción de identidad sexual interior que no se verá afectada por las circunstancias externas. En realidad, podremos conservar nuestra inocencia.

La idea de la pérdida de la inocencia procede de nuestras creencias sobre la sexualidad.

Muchas de esas creencias proceden de lo que nos han enseñado nuestros padres, de la escuela, de nuestra cultura, etc. En la sociedad moderna cada vez hay más influencias que no tienen nada que ver con las personas que nos rodean, sino con la imagen de la sexualidad que nos ofrecen los medios de comunicación y la pornografía. Los hombres y las mujeres nacidos a partir de la década de 1980 cada vez viven más sujetos a los mensajes distorsionados sobre sexo que generan una influencia negativa en sus ideas sobre sexualidad.

También es posible que heredemos creencias y residuos emocionales de generaciones previas, y cada vez hay más pruebas científicas de ello. Existe una escuela de pensamiento que afirma que si nuestro linaje familiar tiene un historial de traumas sexuales o abusos, o una relación difícil con la sexualidad, esas creencias pasarán de una generación a otra. De hecho, se ha demostrado científicamente que los ratones se transmiten los traumas de una generación a otra.

Ejercicio: Acabar con los miedos sexuales *(30 minutos)*

Como ya vimos en el primer ejercicio de este libro, «Mitos sexuales», todos hemos almacenado en nuestra psique y en nuestro sistema mensajes sobre sexo que afectan a la relación que tenemos con él de adultos. Tememos que, si nos damos permiso para expresar plenamente nuestra sexualidad, habrá consecuencias negativas. Incluso aunque, de adultos, ya no creamos en esos mensajes, es posible que el paradigma siga estando enterrado en nuestras mentes. Este ejercicio es una variación del ejercicio sobre mitos sexuales, y te ayudará a comprender cómo esos mensajes han creado miedos inconscientes acerca de la expresión sexual individual.

1. Necesitarás disponer de algo de tiempo para ti y tener a mano una libreta y un bolígrafo.

2. Empieza recordando tu infancia. ¿Cuándo fue la primera vez que escuchaste hablar de sexo? ¿Cómo te sentiste cuando ocurrió? ¿Tus padres o las personas que cuidaban de ti mostraban su sexualidad entre sí? ¿O con los demás? ¿Cómo te hacía sentir eso? ¿Qué influencia tenía el sexo (tanto si lo practicaban como si no) en su relación? ¿Qué más aprendiste sobre sexo?

3. Dedica un momento a pensar en esta primera impresión sobre el sexo y las relaciones. ¿De qué forma influyó esto en tus relaciones adultas? ¿Estás repitiendo patrones?

4. A continuación encontrarás una lista de algunos miedos que tenemos ante la idea de expresar nuestra sexualidad. Dedica un momento a pensar en ellos. ¿Cuáles te resultan familiares? ¿Añadirías alguno? Si me doy permiso para expresar mi sexualidad plenamente, entonces…:

- Me llamarán cerdo, puta barata, zorra
- Nadie me querrá
- Dirán que es excesivo
- Me sentiré avergonzado
- Mi pareja me dejará
- No le gustaré a nadie
- Eso es para los demás, no para mí
- Perderé el control
- Podría gustarme demasiado
- Dirán que soy egoísta
- No sería seguro
- Me castigarán (en esta vida o en la otra)
- Se aprovecharán de mí
- Le haré daño a alguien que me importa
- Contraeré alguna enfermedad de transmisión sexual
- Me quedaré embarazada
- Decepcionaré a alguien
- Seré un chico malo / una chica mala
- Sería una vergüenza para mi familia

5. A medida que tomas consciencia de cada uno de estos mensajes, fíjate en cómo te sientes físicamente. Presta atención a la conexión que hay entre la creencia, la emoción y la sensación corporal.

6. Cuando notes cada sensación, limítate a respirar y concentra la conciencia en esa parte del cuerpo en particular. Al hacerlo, conseguirás crear más espacio alrededor de esa creencia y empezarás a hacer sitio para que se disipe.

7. Siente cómo la creencia empieza a disiparse a medida que respiras y te repites que es una creencia del pasado, ya no es verdad y ya no te sirve.

8. Quizá quieras explicarte por qué no es verdad y reemplazarla por una creencia nueva y positiva, alguna afirmación que abarque tu sexualidad de una forma más comprensiva.

9. Dedica un rato a respirar pensando en ese mensaje positivo y recíbelo en la mente además de en el cuerpo.

10. Imagina que eres un padre consciente, cariñoso y empático que transmite a tu adolescente interior los mensajes positivos y empoderados sobre sexualidad que te hubiera gustado recibir. Dale permiso a tu niño interior para desarrollar su propia sexualidad: natural, hermosa, viva, energética, potente y completa.

TRES CLASES DE PERMISO

El permiso es lo que puede reemplazar las viejas creencias negativas y limitadoras sobre sexo. El permiso es lo que nos empodera para tomar decisiones claras y conscientes sobre la forma que tenemos de expresar nuestra sexualidad y con quién. Y es entonces cuando advertimos que existen tres clases de permiso que son esenciales para que podamos rendirnos al sexo.

1. Permiso para expresarnos como un ser sexual

Necesitamos darnos permiso para tener una identidad sexual propia, sin esperar a que aparezca otra persona que la active o la apruebe. Esto está relacionado con nuestra capacidad para sentirnos cómodos con nuestra identidad sexual y nuestros deseos.

2. Permiso para permitirnos sentir placer, para perder el control y expresar nuestra faceta más salvaje

El permiso para experimentar placer tiene dos facetas diferentes. La primera es la de darse permiso para perder el control. El miedo a perder el control suele estar conectado al orgasmo. El orgasmo implica dejarse ir; a cierto nivel es una pérdida de control. Y eso puede asustar a algunas personas.

El orgasmo es un momento de inconsciencia, un momento sin pensamientos y una suspensión momentánea de nuestra identidad.

En francés lo llaman la pequeña muerte, *la petite mort*. Y esa es una perspectiva que aterra a muchas personas. En su forma más alta implica el miedo a la aniquilación, el miedo a que, de alguna forma, dejaremos de existir si nos rendimos al poder del placer orgásmico. Un orgasmo intenso puede llegar acompañado de una sensación de vacío e inmensidad que crea una conexión con una vastedad más grande que uno mismo. Y eso es emocionante y muy inquietante para el ego, nuestra sensación de identidad. Y es esa sensación de impotencia lo que evita que muchas personas experimenten el placer orgásmico en toda su intensidad.

A un nivel menos existencial, también puedes tener miedo de perder el control de tu expresión corporal. Si nos abandonamos plenamente al orgasmo, nuestro cuerpo emite sus propios sonidos y hace movimientos, cosa que puede incomodar a algunas personas. Durante el orgasmo no podemos «guardar las apariencias», y eso puede ser muy problemático para personas con tendencia a ofrecer expresiones muy controladas o que tienen la sensación de que deben ser «perfectas».

Esto está relacionado con la otra clase de permiso que debemos darnos para experimentar placer, que es la capacidad de expresar nuestro lado más salvaje. Ese lado salvaje puede dar una imagen muy distinta a la que solemos transmitir —cosa que puede molestar a algunas personas por los motivos que acabamos de explicar—, pero es posible que también evitemos expresarlo por miedo a las críticas que podría suscitar esa parte más espontanea e ingobernable de nosotros.

Es muy común sentir que si expresamos plenamente nuestra sexualidad la cosa «se descontrolará», que querremos más de lo que nuestra pareja o más de lo que la sociedad nos dice que es aceptable, pues la sociedad tiene tendencia a juzgar y a estigmatizar a aquellos que expresan su sexualidad de forma salvaje y apasionada. Si accedemos a nuestros deseos sexuales descontrolados, solemos sentir vergüenza y, probablemente, miedo al rechazo.

Es muy común que las personas sientan miedo de que los demás consideren que tienen comportamientos excesivos.

Pero, en lugar de verte como una persona dada a los excesos, quizás en realidad se deba más bien a que los demás se reprimen. Esta reestructuración podría eliminar la vergüenza que sentimos cuando queremos expresarnos libremente, especialmente en el plano sexual.

3. Permiso para decir que «no»

La última clase de permiso que debemos darnos —un permiso que es igual de importante o más que las expresiones positivas de sexualidad— es la de decir que «no». Como ya comentamos en el capítulo que dedicamos a la «Comunicación auténtica» (ver página 171), confiar en que seremos capaces de decir que «no» es clave para nuestra capacidad de estar presentes al practicar sexo, para sentirnos seguros y expresar nuestro lado más juguetón en el plano sexual. Decir que «no» queremos hacer algo es tan importante para disfrutar de nuestra sexualidad como decir que sí al placer.

Decir que «no» define los límites y nos da una sensación de seguridad y respeto mutuo que nos proporciona el marco para desarrollar nuestro placer.

Nos permite soltarnos, ser espontáneos, abandonarnos y mostrarnos juguetones sin tener miedo de que la experiencia se descontrole y acabemos teniendo que hacer algo que no disfrutemos o no queramos. Decir que «no» desde el empoderamiento no es una negativa.

Cuando decimos que «no» queremos practicar una experiencia determinada, en realidad estamos diciendo que «sí» a otra.

«No quiero practicar sexo rápido sin sentir ninguna conexión» (nuestro «No») podría ser al mismo tiempo un «sí» a una experiencia más conectada, comprometida y lenta. Esto nos vuelve a conectar con nuestra capacidad para comunicarnos al asegurarnos de que transmitimos de una forma más auténtica lo que deseamos de verdad. Aumentar nuestra capacidad para comunicarnos, potencia nuestra habilidad de decir «No», pero también para centrarnos en nuestro «Sí» y en pedir lo que queremos.

Negarnos esos permisos nos lleva a negar nuestra sexualidad, hace que nos sintamos menos vivos y menos conectados al mundo, y que cada vez tengamos más problemas para mantener relaciones profundas e íntimas. Nos impide sentir placer físico y crear un espacio seguro en el que puedan florecer el amor y la intimidad. Por eso parece esencial para nuestro bienestar, tanto sexual como de cualquier otro tipo, que aprendamos a darnos permiso en cada una de estas categorías.

Sin embargo, concedernos esos permisos significaría hacernos responsables de nuestra sexualidad y nuestros deseos, y eso podría darnos vergüenza.

La gran ventaja de negarnos esos permisos es evitar sentir vergüenza.

A fin de cuentas, siempre podemos culpar a otras personas de nuestra falta de experiencia sexual. Podemos decirnos: «No es culpa mía. Nadie me pidió que me comportara de forma sexual», o podemos decirnos: «No es culpa mía que esté practicando sexo. Solo estoy haciendo lo que quiere mi pareja».

Es más, si de verdad tomamos el control de nuestros deseos, quizá descubramos que tenemos mucho más apetito sexual del que pensábamos, quizá tengamos más apetito del que nuestra pareja cree que tiene, o tengamos apetito por otras parejas sexuales. Apropiarnos de nuestros deseos puede tener un impacto desestabilizador en una relación, pero la buena noticia es que esa desestabilización es exactamente lo que necesita cualquier relación para evolucionar. Tales desafíos en una relación representan oportunidades maravillosas de crecimiento para la pareja. Incluso si implican el deseo de diferentes tipos de manifestaciones de la sexualidad con tu pareja o con otras personas. Como comentamos en el capítulo anterior, «Comunicación auténtica» (ver página 171), todos los deseos pueden confrontarse con la pregunta básica: ¿en qué medida anhelas enriquecer tu experiencia? Las respuestas que obtengas pueden ser una guía maravillosa para que tu relación de pareja crezca.

Sin embargo, en lugar de enfrentarnos a esta oportunidad de hacer crecer nuestra relación de pareja, solemos esquivarla para evitar hacer zozobrar el barco, y al elegir esa opción nos empequeñecemos y limitamos nuestro placer y nuestra forma de expresarnos, y nuestra sensación de identidad va disminuyendo gradualmente. Nos sentimos menos seguros, menos capaces de ser libres, y con el tiempo perdemos nuestra viveza y nuestra capacidad de relacionarnos con el mundo de forma significativa, íntima y placentera.

LAS CRÍTICAS INTERIORES SE REFLEJAN EN EL EXTERIOR

No concedernos permiso para satisfacer nuestros deseos tiene un efecto demoledor: tendemos a criticar lo que no aceptamos en nosotros mismos.

Cuando criticamos algo de nosotros mismos,
inconscientemente enviamos señales a los demás
con el mensaje de que esa parte de nosotros no está bien.

Y eso hace que los demás nos juzguen porque perciben nuestras críticas interiores y, a menos que estén muy sintonizados con sus propias percepciones —cosa que no suele ocurrirle a muchas personas—, se limitarán a aceptar tus críticas como si fueran propias. Si no nos damos permiso para amar y aceptar nuestros deseos y nuestra sexualidad, lo juzgaremos de forma negativa. Y como nos aferraremos a esos juicios, la energía con la que nos relacionaremos con la sexualidad tendrá una cualidad poco clara y nítida. Entonces los demás percibirán esa cualidad poco clara y la proyectarán de vuelta en nosotros. Podría parecer una cualidad sórdida, falta de aceptación o vergüenza, dependiendo de la naturaleza exacta de la relación que nosotros mantengamos con ella. De esta forma, nosotros creamos nuestra propia realidad y afirmamos nuestras creencias negativas a través de la forma que tenemos de experimentar la forma que tienen los demás de relacionarse con nosotros. Cuando nos criticamos, esas creencias negativas se reflejarán en el exterior.

Por lo tanto, y de forma inconsciente, acabamos creando un círculo vicioso.

Nuestra falta de permiso para manifestar nuestra sexualidad crea una reacción en los demás que, a su vez, refuerza la imagen y las creencias negativas que tenemos de nosotros mismos.

Cuanto más esperemos para que los demás aprueben nuestra sexualidad, menos probable será que la afirmen de una forma positiva. Cuanto más esperemos esa aprobación externa, más poder estaremos cediendo a los demás. Les damos el poder de aprobarnos o suspendernos; el poder para decirnos si somos atractivos o no; el poder para darnos permiso para manifestar nuestra sexualidad o no. La poca capacidad que tenemos para darnos permiso procede de esas viejas creencias restrictivas que proceden, básicamente, de la infancia, creencias que probablemente hayas descubierto en el ejercicio anterior.

Y es de esas creencias de donde surgen las críticas y los juicios que hacemos de nosotros mismos. Aparecen cuando salimos de nuestra zona de confort y nos adentramos en una nueva zona de comprensión: nuestra zona de crecimiento. Lo único que importa es si pasaremos por encima de nuestra zona de confort o si elegiremos volver a esos juicios basados en creencias del pasado.

A pesar de los miedos que tengamos, cuando dejamos atrás nuestros juicios emerge algo hermoso. No importa lo que podamos haber pensado antes sobre nosotros mismos; si conseguimos darnos permiso para expresar esta parte nueva, descubriremos que es amada y aceptada por los demás, porque los demás sentirán nuestra aceptación y convertirán ese sentimiento en una percepción propia sobre ti. Cuando nos damos permiso, los demás también lo hacen. Cuando dejamos de criticarnos en nuestro interior aparece un espacio nuevo. Y es en ese espacio donde emerge algo nuevo. Cuando te concedes más espacio, es cuando puede emerger una nueva parte de ti. Y a medida que va emergiendo más de ti, las partes que se han ido separando o desintegrando pueden volver a recomponerse y crecerán y madurarán en riqueza y profundidad.

Por lo tanto, el permiso interior es lo que suscita el permiso exterior, y no a la inversa.

Cuando nos damos permiso para manifestar nuestra sexualidad, en esencia, lo que estamos haciendo es crecer. Cuando somos niños, absorbemos de forma inconsciente las creencias y las historias que escuchamos del mundo que nos rodea: esto es bueno, esto es malo, etc. Nos creemos los mensajes que nos dan nuestros padres, tanto si son sobre sexo como sobre cualquier otra cosa. Lo que nos lleva primero a cuestionar su autoridad, sus verdades y sus creencias es un acto de crecimiento y una forma de ejercer nuestra independencia y singularidad en el mundo. Lo mismo ocurre con nuestra sexualidad, cuando crecemos de verdad, no importa qué edad tengamos, empezamos a cuestionar las creencias restrictivas sobre sexo que aprendimos de niños y a replantearnos la relación que mantenemos con ese aspecto desde un punto de vista adulto e informado, en lugar de hacerlo desde un punto de vista reactivo desde el que, o bien luchamos contra el control parental (y social), o bien nos sometemos a él.

La pregunta es si queremos arriesgarnos a encontrar
ese lugar adulto en nuestro interior o si queremos seguir
viviendo a salvo con nuestras creencias restrictivas
e infantiles sobre sexo.

Cuando nos damos permiso de verdad para conectar con nuestra energía sexual, podemos sentir cómo fluye en nuestro interior como una energía vital. Quizá la sintamos en la pelvis o los genitales, en el corazón o en alguna otra parte del cuerpo. La energía sexual de Eros tiene una cualidad particular: una sensación cálida, placentera, un cosquilleo. Hace reaccionar la piel que rodea la zona donde la estás sintiendo. Ese es nuestro estado natural, sentir esa energía en nosotros en cualquier momento. No tiene nada que ver con el hecho de que vayamos a expresarnos sexualmente o no; se trata solo de nuestra viveza y de nuestra fuerza vital, que está palpitando en nuestro cuerpo. Ahora, intentaremos sentirla.

Ejercicio: Conecta con tu energía sexual *(20 minutos)*

Este ejercicio te ayudará a conectar con la energía sexual que fluye por tu cuerpo de forma natural como energía vital. Es normal que no sientas nada las primeras veces que lo pruebes. En realidad, es lo más común. A fin de cuentas, te has entrenado para no sentirla debido a todos los motivos e historias de los que hemos hablado en este libro. Pero cuanto más practiques este ejercicio, más sentirás el poder de estas sensaciones placenteras en tu cuerpo.

1. Asegúrate de disponer de un poco de tiempo y de un espacio donde nadie te moleste. Túmbate o siéntate cómodamente y asegúrate de que tienes la espalda recta pero relajada.

2. Empieza concentrándote en la respiración. No tienes por qué respirar de ninguna forma en particular, solo concéntrate en ella. Hazlo durante algunos minutos hasta que empieces a sentir que sientes todo tu cuerpo.

3. Cuando empieces a relajarte, concéntrate en la pelvis, las caderas, el trasero, el ano y los genitales. Fíjate en cómo te sientes en esa parte de tu cuerpo.

4. Ahora concéntrate en el hueso sacro —está en la base de la columna, por encima de la rabadilla, en la parte posterior de la faja de los huesos de la pelvis—. Date cuenta de que esta zona no está directamente cerca de los genitales y que, sin embargo, es el primer punto donde empezamos a sentir la energía sexual.

5. Imagina que puedes respirar con el hueso sacro. Imagina un minúsculo movimiento de los huesos mientras respiras con ellos, una vibración o energía muy sutil en esa parte del cuerpo. Si al principio no la sientes, imagina que sí la sientes. Insiste hasta que lo consigas.

6. Mientras sigues respirando con el hueso sacro, percibe el cosquilleo cálido que va aumentando justo en esa zona. Deja que la sensación vaya aumentando. Imagina que el cosquilleo es cada vez más placentero.

7. Deja que la sensación se extienda y aumente. Imagina que hay un color asociado a la sensación y que ahora estás subiendo el volumen del color para que sea más brillante, más claro y más intenso. Mientras lo haces, percibe también el aumento de la sensación en el hueso sacro.

8. No tienes que hacer nada con esa sensación, solo déjala estar y percíbela. Fíjate en cómo te sientes a medida que va entrando en tu conciencia. ¿Eres capaz de permitirte esa sensación o tienes ganas de modificarla? ¿Te resulta placentera y excitante o te asusta?

9. Cuando tengas la sensación de que la experiencia ha terminado, regresa lentamente y analiza cómo te sientes. Toma conciencia de que puedes sintonizar con esa energía de tu cuerpo en cualquier momento del día.

Este ejercicio no tiene nada que ver con la expresión de la sexualidad o el uso de imágenes sexuales. Sin embargo, si eres capaz de darte permiso para hacerlo bien, es probable que empieces a sentir no solo el placer del cosquilleo en la pelvis, sino el deseo de conectar esas sensaciones a la conciencia sexual, quizás al deseo, quizás a la fantasía o a otros impulsos sexuales. Esto es exactamente lo que ocurre cuando nos damos permiso para sentir el flujo natural de energía en nuestro cuerpo sin juicios ni críticas.

Este flujo de sensaciones es una expresión normal, sana y natural de tu fuerza vital. Sentirla es una prueba de que estás vivo. Y esa vida se quiere expresar sexualmente.

Fíjate en lo inocente que es la cualidad de esa energía si no la etiquetamos como energía sexual.

No es muy distinta del impulso que empuja a los niños a trepar por los árboles o a correr y jugar. Solo resulta problemática cuando la juzgamos y le ponemos etiquetas. Al etiquetarla como algo sexual, conectamos con todas las ideas que hemos aprendido sobre los motivos por los que el sexo es malo o inseguro.

Al recuperar el estado natural de inocencia nos resultará más sencillo darnos permiso para sentir esa energía sexual y disfrutarla por lo que es: nuestra fuerza vital.

Siempre que nos demos permiso para sentirla, la energía sexual es una parte natural de nuestra expresión corporal. Lo interesante es descubrir en qué medida la reprimimos. Lo que suele ocurrir cuando empezamos a percibir esas sensaciones físicas conectadas a nuestra excitación es que las eliminamos. Cuando tenemos pensamientos o deseos sexuales, ya sea durante el sexo o durante la vida diaria, solemos reprimirlos. Reprimimos una parte tan grande de nuestros deseos que solo sentimos las sobras. Eso reduce nuestra vida sexual a una parte minúscula de su potencial. No solo limitamos nuestros deseos e impulsos, también nuestro placer y, como resultado, nuestra capacidad de intimar, tanto con nosotros mismos como con los demás.

Ejercicio: ¿Qué estás reprimiendo?
(Frecuencia: regularmente)

Este ejercicio te ayudará a saber cómo reaccionas cuando te asaltan sensaciones eróticas. En este momento quizá te sientas bloqueado por una voz que dice: «Yo no tengo sensaciones eróticas». Muchas de las personas que no disfrutan de una vida sexual muy placentera, en especial las mujeres, ven cómo su libido se va reduciendo hasta llegar a un punto en que sienten que podrían vivir perfectamente sin sexo. Sin embargo, y dado que estás leyendo este libro, es probable que eso no sea cierto del todo. Es posible que por multitud de razones le cerremos la puerta a nuestra identidad sexual y eliminemos nuestras sensaciones sexuales de forma inconsciente, pero eso no significa que la energía sexual haya desaparecido. Aparecerá en nuestros sueños, estará oculta tras las ganas que tengamos de consumir ciertos alimentos, de comprar ropa o complementos, y con frecuencia también se ocultará tras las estrategias que utilizamos para anestesiarnos, como el alcohol, la televisión o la obsesión por la limpieza.

Si todo esto te suena, siempre que tengas ganas de anestesiarte, intenta jugar con estas ideas poniendo en práctica este ejercicio. Debes estar abierto a la posibilidad de que tu falta de deseo sexual se deba a que pienses que no puedes satisfacer tus deseos debido a cualquiera que sea tu situación vital actual.

1. La próxima vez que percibas alguna sensación erótica, tanto si estás solo como acompañado, conecta con las voces que tienes en la cabeza. Fíjate en lo que te permites decir o hacer y en lo que reprimes.

2. Toma conciencia de las sensaciones sutiles de placer que notes en el cuerpo y analiza si eres capaz de permitírtelas o no. Fíjate en si sientes algún deseo, por pequeño, pasajero o impulsivo que sea, que no expresas del todo.

3. Fíjate en las historias que te inventas para no decir o hacer lo que te apetece. No juzgues esas voces, solo toma conciencia de ellas.

4. Podría venirte bien hacer este ejercicio cada día durante, pongamos, un mes y tomar algunas notas al final del día para que, con el tiempo, puedas empezar a hacerte una idea de lo que te permites y lo que no. Fíjate en si hay un patrón en esas historias que te cuentas que te inhiben y evitan que expreses tu sexualidad.

5. ¿Esas cosas que te dices son sobre algún tema en concreto? Por ejemplo, ¿las cosas que reprimes están relacionadas con tu imagen corporal? ¿Con la forma en que te perciben los demás? ¿Están relacionadas con algún juicio moral sobre sexo o algo distinto?

6. Cuando empieces a tener una imagen más clara sobre los temas de las voces que bloquean tu energía sexual y no te permiten expresarla, recupera el primer ejercicio de este capítulo «Acabar con los miedos sexuales» (ver página 205) y compara las dos listas. ¿Hay alguna conexión entre ellas? ¿Te das cuenta de que los mensajes sobre sexo que recibiste en la infancia podrían estar relacionados con la forma en que limitas tu expresión sexual como adulto? ¿Hay alguna conexión entre lo que tus padres opinaban sobre el sexo y lo libre que te sientes para darte permiso para expresar tu sexualidad?

TOLERANCIA EMOCIONAL

A medida que vamos madurando, tendemos a aumentar la capacidad que tenemos para tolerar una gama más amplia de sentimientos, incluidos los deseos. Eso es nuestra tolerancia emocional, nuestra capacidad para permitirnos experimentar emociones más intensas. En realidad, ese es el objetivo de cualquier terapia. La terapia ayuda a las personas a permitirse sentir tristeza, dolor, rabia, pérdida, amor o deseos que han bloqueado previamente porque se sentían demasiado incómodas. El proceso terapéutico ayuda a las personas a perder el miedo a esas emociones y les ayuda a sentir lo que antes no podían sentir.

Lo que suele pasar con frecuencia es que, cuando la gente se plantea estas cosas, dan por hecho que si los sentimientos son incómodos deben de ser «negativos» u oscuros, como el miedo, la rabia o la tristeza. Sin embargo, y a pesar de que bloqueamos esta clase de sentimientos, tenemos más tendencia a bloquear los «positivos», como el amor, la alegría, la excitación y la espontaneidad, además del deseo y el placer. Las experiencias de la infancia en las que no se aceptaban esos sentimientos limitan ahora tu capacidad para disfrutar de esas emociones placenteras, y tratamos a esos «buenos» sentimientos como si fueran «malos». Y es muy probable que esa clase de emoción ambigua acabe produciendo vergüenza.

A medida que vamos desarrollando la tolerancia emocional —a cualquier clase de sentimiento—, aprendemos a enfrentarnos a los sentimientos ambiguos que combinan vergüenza y placer. Desarrollamos la capacidad de salir de nuestra zona de confort y adoptar nuevas formas de expresarnos. Esto significa que también aumentamos nuestra capacidad para sentir más sensaciones placenteras. Nuestra gama de deseos sexuales también aumentará a medida que vayamos creciendo, y nos daremos permiso para disfrutar distintas clases de placer o experiencias sexuales.

La sociedad nos dice que la única clase de sexo verdaderamente aceptable es el que se experimenta en los parámetros de una relación romántica monógama. En realidad es lo que se espera de nosotros: lo que cumple con las obligaciones de la relación. La sociedad también nos dice que hay ciertos actos sexuales, con ciertas personas, que están permitidos y otros menos.

A medida que aumenta nuestra capacidad para tolerar las emociones ambiguas, también nos damos más permiso para expandir nuestro repertorio sexual y las posibles parejas con las que podamos compartirlas.

Cuando dominamos la tolerancia emocional para
permitirnos sentir placer por el mero hecho de sentirlo,
estamos más preparados para permitirnos practicar
sexo por el mero hecho de practicarlo.

Ya no tenemos que vincularlo a una relación de pareja ni verlo como un modo de satisfacer nuestra necesidad de aprobación externa. En otras palabras, el sexo se convierte en una forma de hacer lo que nos apetece desde la alegría y el placer, en lugar de ser algo estimulado por «motivaciones oscuras», esas razones ocultas tras tus acciones que proceden del miedo en lugar de surgir del amor.

Y nuestra capacidad para decir que «no» es igual de importante. En las relaciones de pareja podemos sentir el impulso, incluso cierta presión para decir que sí al sexo cuando en realidad no lo deseamos. A menudo lo hacemos empujados por el sentido del deber o por culpabilidad, o porque no nos sentimos lo bastante fuertes o seguros como para negarnos. Como ya hemos comentado antes, estas motivaciones son las que denominamos «oscuras». Tenemos derecho a sentirnos sexuales, pero también tenemos derecho a *no* sentirnos sexuales. Tenemos derecho a elegir nuestras parejas sexuales, y también tenemos derecho a elegir la clase de sexo que practicamos con esas personas. Eso significa que si tu pareja quiere practicar un tipo de sexo en particular y tú no quieres, tienes derecho a decirle que «no» y a decir que «sí» al pedirle la clase de sexo que quieres practicar tú. Como vimos en la historia de Jane en el capítulo «Comprende tu deseo» (ver página 63), es muy fácil confundir la falta de deseo por una clase de sexo en particular (solo penetración, por ejemplo) con una pérdida total de deseo («No me gusta el sexo»).

Cuando decimos que «no» a los tipos de sexo que no
disfrutamos creamos espacio para que surja una clase
de experiencia diferente, que puede incluir otras clases
de sexo que sí nos apetezca.

Aumentar nuestra tolerancia emocional nos da seguridad en nosotros mismos y, al mismo tiempo, aumenta nuestra capacidad de decir que «no». Piénsalo de esta forma: si te sientes presionado para practicar sexo en tu relación de pareja, busca las motivaciones oscuras que están provocando ese comportamiento. Quizá se deba a que tienes miedo de que tu pareja te rechace si no practicas sexo con ella o a que se busque otra forma de satisfacer sus necesidades. Tal vez sientas que si no practicas sexo con tu pareja dejarás de gustarle. Es evidente que todas estas cosas deben tenerse en consideración y tienes que hablarlas con tu pareja, pero proceden de una motivación oscura: la necesidad de practicar sexo por miedo a las consecuencias que puede tener no hacerlo, en lugar de hacerlo por placer y deseo.

La motivación oscura procede del miedo que tenemos a sentir alguna emoción que no queremos experimentar. Por ejemplo, tu historia podría ser: «Si no practico sexo, mi pareja me rechazará». Cuanto mayor sea la capacidad que tengamos para enfrentarnos al miedo al rechazo, menos dominados viviremos por ese miedo. Quizá nos rechacen, quizá no. En cierto sentido, el miedo al rechazo es menos importante que cómo nos sintamos respecto a la experiencia de convivir con esas emociones.

Si somos capaces de enfrentarnos al miedo al rechazo,
esa emoción deja de tener poder sobre nosotros.

Entonces podremos actuar desde nuestros propios impulsos en lugar de vivir gobernados por el miedo. Es evidente que es muy difícil conseguirlo, y quizá nadie sea capaz de llegar a una tolerancia emocional total. Sin embargo, cuanto menos miedo tengamos a nuestros sentimientos, más capaces seremos de decir que «no» y más capaces seremos de aceptar el placer.

Si desarrollamos la tolerancia emocional suficiente, seremos
capaces de expresar nuestra auténtica identidad sexual.

El miedo ya no será la fuerza motora que nos mueva; no nos empujará a hacer cosas que no deseamos, ni nos bloqueará y evitará que expresemos nuestros impulsos sexuales naturales.

Además, no solo es importante que nos demos permiso para mostrar nuestra verdadera identidad sexual, también debemos permitirnos que nos vean como tal. Hay personas que son capaces de concederse permiso para experimentar una gran gama de expresiones sexuales cuando están a solas, pero después no permiten que otras personas vean esas partes de ellos mismos, esos minipersonajes. Mientras sigamos haciendo estas cosas, seguiremos separando y compartimentando distintos aspectos de nuestra sexualidad y, al hacerlo, no nos estaremos dando permiso para ser quien realmente somos.

Una parte de dejarse ver como un ser sexual tiene que ver no solo con lo que hacemos, sino con cómo nos ve el mundo. Quizá seas capaz de dejarte ver como un ser sexual cuando estás solo o con una pareja, pero ¿podrías hacerlo en un espacio más amplio y más público? Como ya hemos dicho, nuestra sexualidad no solo emerge cuando estamos en una relación o cuando otra persona la despierta por nosotros. Nuestra sexualidad es una parte inherente de nuestro ser: nuestra esencia y nuestra fuerza vital.

Si limitamos nuestra sexualidad a lo que está permitido en el marco de una relación de pareja o a lo que nuestra pareja nos permite expresar, estamos limitando la percepción que tenemos de nosotros mismos y permitiendo que sean los demás quienes la definan.

La forma que tenemos de movernos, de vestir, qué y cómo comemos, cómo nos expresamos verbalmente y los movimientos de nuestro cuerpo, todo forma parte de nuestra identidad sexual, tanto si estamos en una relación como si no, y todo da pistas de si somos dueños de nuestra sexualidad o no. Si no tenemos vocabulario para referirnos a las partes íntimas de nuestro cuerpo (pechos, pene, vagina, ano, etc.), es muy probable que no tengamos una buena relación con ellas, ni con nosotros mismos.

Cuando hablamos de ser dueños de nuestra sexualidad y expresarla plenamente, no significa necesariamente que debamos ser sexuales con todas las personas que deseemos. Y, evidentemente, debemos respetar los límites de nuestra relación y el derecho de los demás a decir que «no», además de tener en cuenta nuestro propio derecho. Pero cuando te das permiso para expresar tu sexualidad consigues dominarla, puedes responsabilizarte de ella sin esperar a que los demás la definan o te den permiso.

Tu sexualidad te pertenece, es tuya y es una parte maravillosa de ti.

Tienes derecho a expresarla de forma consciente, con autoestima y plenamente, de la forma que te parezca más apropiada.

CLAVE 7:
UN PLACER, NO UNA ACTUACIÓN

Al principio de este libro compartimos contigo la historia de Jenny, una clienta que quería que le enseñáramos a hacer buenas pajas. A lo largo de la terapia, Jenny no consiguió exactamente lo que había pedido. Se marchó con algo mucho más valioso. Comprendió que aprender técnicas avanzadas para dar placer no conllevaría mejor sexo, ni para ella ni para sus parejas. En realidad, se dio cuenta de que su deseo de ejecutar lo que ella esperaba que fueran grandes técnicas sexuales era, justamente, lo que estaba impidiendo que pudiera disfrutar del sexo real.

La ejecución suele distraernos de la experiencia principal de manifestar nuestra sexualidad. Propicia «ejecutar» el sexo en lugar de disfrutarlo.

Cuando no mantenemos una buena relación con nuestro propio placer, nos quedamos en la ejecución mientras mantenemos relaciones sexuales.

Y esa ejecución se convierte fácilmente en lo que nos aleja del sexo real y se traduce en presión y ansiedad, que destruyen el deseo en lugar de potenciarlo.

Está claro que la pornografía es pura ejecución. Como ya comentamos en el capítulo «Las ventajas y los inconvenientes de la pornografía» (ver página 35), los actores de las películas pornográficas solo son eso, actores que están actuando para la cámara y para el público. Solo están haciendo sexo, no lo están disfrutando. Lo que hacen, la imagen que dan, su forma de moverse, los sonidos que emiten, todo forma parte de la actuación. Es fácil dejarse seducir por la sensación de que debemos dar una imagen concreta para ser sexis, que necesitamos tener el cuerpo perfecto para practicar sexo de una determinada forma, para hacerlo bien.

Sin embargo, el sexo no tiene nada que ver con «hacer»; en realidad tiene mucho más que ver con «ser». El impulso que tenemos de actuar mientras practicamos sexo procede de experiencias de la infancia, en muchos casos experiencias no sexuales. Si tenemos tendencia (y muchas personas la tenemos) a sentir que es importante la forma en que actuemos en la cama, probablemente sea una idea reforzada por los medios de comunicación y, especialmente, por la pornografía. Los artículos que leemos en las revistas nos ofrecen «51 formas de darle placer a tu hombre» o la fórmula para tener «el mejor orgasmo del mundo».

Las imágenes y las ideas que venden esas publicaciones promueven la idea confusa de que, si aprendes algunas técnicas sofisticadas, tú también serás capaz de disfrutar de un sexo estupendo.

La verdad es que esas técnicas son, por su naturaleza, un tema mental. Son creaciones intelectuales que requieren que pensemos en lo que estamos haciendo. Y eso significa que debemos estar en nuestra cabeza mientras practicamos sexo. Y ya hemos examinado los peligros que supone escondernos en nuestra cabeza en ese momento. Podríamos tender a pulsar el botón de avance rápido, aunque solo sea algunos segundos, hasta lo que creemos que debería ocurrir a continuación; y podría ser algo que tememos que pase.

A la gente se le ocurren toda clase de cosas e ideas graciosas mientras practican sexo —hay quien llega a hacer la lista de la compra—, pero la mayoría de personas se quedan apresadas en la trampa de la actuación. Y cuanto más creen que deben actuar, más se meten en su cabeza, y cuanto más se meten en su cabeza, menos presentes están consigo mismos y con sus parejas.

A continuación te ofrecemos una lista de las cosas que nuestros clientes nos han confesado que piensan mientras practican sexo:

- ¿Estará disfrutando mi pareja?
- ¿Se me verá bien desde este ángulo?
- ¿Lo estoy haciendo bien?
- ¿Lo estoy haciendo lo suficientemente bien?
- ¿Podrá verme la cicatriz / la barriga / la calva / los michelines?
- ¿Se está aburriendo?
- ¿Por qué no está más excitado/a?

Algunos de estos pensamientos pueden parecer bastante graciosos cuando los expresamos en voz alta, pero pueden llegar a limitar mucho a las personas que los sufren. Todos estos pensamientos comparten la idea de que existe una forma de «hacer» sexo y que si no se hace bien, quizás incluso «perfecto», quiere decir que esa persona tiene algún problema.

Entonces, ¿cómo y por qué emergen estos pensamientos, y cómo podemos cambiarlos?

La clave para pasar de la ejecución al placer es comprender la relación que tienes con el placer.

Antes de centrarnos en el placer sexual, debes examinar la relación que tienes con el placer en general. ¿Cuánto placer te permites experimentar en tu vida? ¿Eres capaz de disfrutar de una buena comida o de una copa de vino? ¿Te permites disfrutar de la naturaleza o de la belleza, quizá mediante el arte, aunque no sea desde una perspectiva intelectual, sino a través de una experiencia perceptiva? ¿Eres capaz de darte permiso para disfrutar de cómo te sienta la ropa o de tu desnudez? Si has hecho los ejercicios del libro, ya serás más consciente del placer que puede ofrecerte tu cuerpo sin necesidad de manifestar tu sexualidad.

Cuando exploramos la idea del placer es importante entender que el placer es una experiencia sensible y encarnada. Puede haber placer en la habilidad intelectual o la brillantez, pero incluso eso se percibe como una sensación corporal; quizá notes una sensación brillante en el pecho o una calidez en el abdomen.

El placer es esencialmente corporal. Esa es la razón fundamental por la que resulta tan difícil permitírselo.

Para estar «en nuestro placer» debemos estar «en nuestro cuerpo». Incluso cuando nos permitimos cierto placer, es muy común adoptar la postura de observador, y nos quedamos en nuestra cabeza para distanciarnos de la experiencia sensible. Quizá tengamos la sensación de que de esta forma estamos seguros, a salvo de las sensaciones de vergüenza o culpabilidad que podamos sentir en relación con nuestro propio placer.

Como ya hemos comentado, particularmente en el capítulo «Descubre tu identidad sexual» (ver página 91), la vergüenza es un gran obstáculo, tanto para el permiso sexual como para el placer. Podría deberse a que nos avergonzaran de niños cuando empezamos, de forma inocente, a explorar el placer que nos proporcionaba nuestro cuerpo. Quizá nos hicieran sentir vergüenza cuando nos pillaban con las manos en el tarro de las galletas porque queríamos más de la cantidad permitida de placer.

Quizás haya una conexión, por lo menos en la cultura occidental, con el cristianismo. Cuando la gente piensa en Jesucristo, la imagen que suele venirles a la cabeza es la de Cristo en la cruz. Nos dicen que Cristo sufrió por nosotros, por nuestros pecados. El sufrimiento está vinculado a la figura de Cristo. Quizás entonces el sufrimiento se vea como algo noble y virtuoso, y el placer como un pecado. Incluso aunque no vivamos bajo esa perspectiva cristiana, sus influencias en nuestra cultura son profundas y afectan, a nivel inconsciente, a la mayoría de las personas en el mundo occidental.

PLACER Y EXISTENCIA

Esta pregunta tan profunda y a menudo dolorosa nos invita a examinar nuestras creencias sobre placer y la propia existencia. ¿En nuestra infancia nos permitieron el placer y el juego? ¿Te expresabas de una forma demasiado escandalosa? Cuando expresabas tu creatividad, ¿te animaban o te decían que no debías hacerlo o que no lo hacías suficientemente bien? Muchos aprendemos en la escuela que debemos expresarnos creativamente de formas determinadas. Los medios «correctos» de la expresión artística están prescritos por normas convencionales y reglas que, a menudo, entran en conflicto con nuestros impulsos interiores y nuestra naturaleza creativa. Y las formas de expresión artística alternativas y libres no suelen verse con buenos ojos. Cuando aprendemos a dibujar, de niños suelen decirnos que debemos hacerlo de una forma determinada. Y lo mismo ocurre cuando aprendemos música y la mayoría de las artes.

Por eso reprimimos los impulsos que sienten los niños, como cuando quieren pintarse el cuerpo o las paredes de la habitación. Quizá les digamos que su deseo de rodar por el barro está mal, porque después mamá tendrá que lavar la ropa. Nos dicen que debemos ser buenos y portarnos bien. Aprendemos a no decir la verdad, a anticipar lo que los adultos esperan que digamos.

Lo que buscamos es evitar la desaprobación, de nuestros padres, de los profesores, etc. Dejamos de arriesgarnos porque tenemos miedo al rechazo o a que nos avergüencen.

Tememos que el amor parental desaparezca si no somos buenos niños. Quizá nos sintamos inútiles si no nos comportamos de una forma determinada. Para evitar esos sentimientos, aprendemos a limitar nuestro placer y nuestra expresión creativa.

Poco a poco vamos aprendiendo que la libertad de expresión no está bien, que tenemos que aprender

a comportarnos y a ser seres humanos civilizados,
en vez de demostrar nuestra expresividad cruda y salvaje.

Con el tiempo, la exuberancia de nuestra infancia se va apagando. Nuestros placeres se van limitando cada vez más hasta que descubrimos que la paleta de nuestro placer se ha reducido a la mínima expresión. En cuanto sentimos que nuestra fuerza vital ha sido aplastada dejamos que nos arrebaten nuestro placer. Expresar placer va contra nuestra programación infantil, lo que aprendimos sobre nuestro valor, nuestro derecho a expresarnos con libertad, nuestro derecho a existir. Observa a las personas de 40 años que ves por la calle. No suelen demostrar la misma vitalidad que vemos en los ojos de los niños.

Debemos preguntarnos: ¿merecemos placer? ¿El placer es algo que está permitido y somos dignos de él? Teniendo en cuenta que el placer está ligado a la encarnación, a estar en nuestro cuerpo, en esta Tierra, también podemos decir que, al final, el placer está conectado con nuestro derecho a estar vivos. Podríamos decir que se trata de una cuestión existencial.

¿Tenemos derecho a disfrutar de estar vivos?
¿Tenemos derecho siquiera a existir?

En su sentido más profundo, la cuestión del placer nos pregunta: ¿el mundo nos ha acogido con los brazos abiertos y nosotros nos sentimos a salvo en él?

Toma como ejemplo a un niño que juega a saltar en un charco. No tiene ninguna responsabilidad, no tiene que responder de sus acciones. Si se ensucia la ropa, un adulto la lavará. Cuando quiera ponerse ropa limpia al día siguiente, solo tendrá que abrir un cajón del armario y encontrará ropa limpia por arte de magia. Así es como debería ser la vida para un niño. Tiene quien se preocupe por él y se encargue de satisfacer sus necesidades. Sin embargo, a medida que vamos creciendo, cada vez vamos asumiendo más responsabilidades. En algún momento empezamos a tener que lavarnos la ropa, en otro momento de la vida quizá pidamos una hipoteca. Poco a poco van creciendo las cargas de la responsabilidad y, como consecuencia, disminuye el permiso que nos damos para sentir placer.

Lo ideal es que durante la infancia seamos despreocupados y capaces de expresarnos libremente sin necesidad de preocuparnos mucho por nuestro entorno. Deberíamos ser libres para explorar, expresar y disfrutar sin preocuparnos de que mamá o papá se vayan a enfadar demasiado. No estamos hablando de un paraíso sin límites donde el comportamiento destructivo de un niño no tenga consecuencias, sino de un entorno en el que haya espacio para el juego y en el que se permita la curiosidad natural del niño y su deseo de explorar el mundo por placer.

Sin embargo, es muy común que aprendamos de niños que no solo somos responsables de nosotros mismos, sino también de quienes nos rodean.

Si un padre tiene mal carácter o predisposición a enfadarse o mostrarse violento —tanto si demuestra esas emociones contra nosotros como contra su pareja—, es muy probable que reprimamos nuestra alegría. Es probable que aprendamos a estar callados y a no destacar para ocultar nuestras emociones por miedo a atraer la atención equivocada. Si un padre sufre de depresión o ansiedad, aprenderemos a adoptar una actitud complaciente y solo demostraremos emociones positivas con el objetivo de hacerle feliz y evitar que esté de mal humor. No habrá espacio para otros sentimientos como nuestra propia tristeza, el miedo o la rabia.

En todos esos casos adoptaremos una estrategia específica que, más adelante, es probable que inhiba nuestra capacidad para experimentar placer, pues nuestra conciencia está demasiado fijada en los demás. Para evitar el mal humor de papá aprendemos a interpretar su estado de ánimo con el objetivo de saber cuándo está enfadado, y eso nos mantendrá a salvo. Para evitar que mamá se deprima (es muy común que un niño sienta que es su responsabilidad hacer felices a sus padres en eso), aprendemos a distinguir cuándo está a punto de ponerse triste y nos esforzamos al máximo para levantarle el ánimo pareciendo felices.

Es como si tuviéramos un radar interno que comprobara continuamente los estados de ánimo de los demás para que podamos evitar sentirnos inseguros. Aprendemos a darnos cuenta de cuándo debemos evitar a otras personas o cuándo debemos comportarnos de determinadas formas. Aprendemos a darnos cuenta de lo que quieren los demás y podemos llegar a ser muy buenos satisfaciendo las necesidades de los otros. Evidentemente, esa es una gran virtud. Es la virtud de la empatía: ser capaz de sentir y percibir lo que les ocurre a los demás. Muchas de esas personas acaban siendo cuidadores o enfermeros. También es común que elijan alguna profesión terapéutica, porque han aprendido a interpretar muy bien a los demás. Si te dedicas a alguna profesión que tenga que ver con cuidar de otras personas, quizá quieras preguntarte si puede haberte ocurrido algo de lo que hemos expuesto.

Estas personas tan empáticas también son grandes compañeros de vida gracias a la capacidad que tienen de satisfacer las necesidades de su pareja. Sin embargo, esta estrategia solo funciona hasta cierto punto.

Quizá te estés preguntando qué hay de malo en ser tan sensible con los demás, en no ser egoísta, en apoyar a tu pareja o en ayudarla a satisfacer sus necesidades.

La desventaja de esta virtud es que tu atención siempre suele estar puesta en los demás. Y al concentrarnos tanto en los demás, solemos perder la conexión con nosotros mismos.

TU CENTRO DE GRAVEDAD EMOCIONAL

Imagina que tu conciencia es una bola de energía, quizás una pequeña esfera dorada brillante. Imagina que es una metáfora visual llamada «centro de gravedad emocional». Puedes imaginar que esta esfera de energía está dentro de tu cuerpo, quizás en el abdomen o en el pecho. Cuando estás solo, la conciencia suele estar en tu interior. Puedes percibir las sensaciones de tu cuerpo, los impulsos y los deseos que tienes y los pensamientos y los sentimientos que experimentas.

Ahora imagina que alguien entra en la habitación en la que estás. Tu conciencia se centra en el recién llegado. Tu centro de gravedad emocional sale de tu cuerpo y se mete en el del otro. Esto no es malo: es importante saber valorar si el recién llegado es un amigo o una amenaza. Necesitamos descubrir qué quiere y si estamos a salvo. Esta alteración en el foco de la conciencia es saludable. Si alguien tuviera que explicarte este concepto verbalmente, cara a cara, centraría parte de su conciencia en ti, para asegurarse de que entiendes lo que dice. Querría saber si tus expresiones faciales registran comprensión o confusión, por ejemplo, para poder saber si te ha transmitido bien el mensaje.

En el caso de que su centro de gravedad emocional estuviera equilibrado, la persona debería ser capaz de centrar parte de su conciencia en tu experiencia (*¿está entendiendo lo que digo?*), y la otra parte en sí mismo. Sería capaz de regular su experiencia al mismo tiempo que valora cómo lo estás viviendo tú. Esa sería una expresión saludable del centro de gravedad emocional.

Si, por otro lado, la mayor parte de su conciencia está puesta en ti, es probable que pierda la conexión consigo mismo y solo sea capaz de sentirte a ti. Y en ese caso es probable que olvide dónde están sus límites y que deje que otra persona los cruce. Es más probable que se centre en satisfacer las necesidades de la otra persona (tú) y reste importancia a sus propias necesidades o incluso las olvide por completo.

En el terreno sexual también es probable que nos concentremos en la experiencia de la otra persona, nos preocupemos de su placer e ignoremos el nuestro.

Aunque ser generoso en el plano sexual puede ser divertido
para ambas partes, si esa es tu forma habitual
de comportarte, tanto en una relación como en encuentros
sexuales esporádicos, acabará siendo destructivo
e insatisfactorio para ambas partes.

La historia de Jim
· · · · · · · · · · · · · · ·

Jim, un cuarentón, ganaba un buen sueldo, tenía una casa impresionante, conducía un deportivo y acababa de empezar una relación con «la mujer más guapa que he conocido en mi vida». Jim había salido con muchas mujeres guapas a lo largo de su vida, había disfrutado de un estilo de vida digno de todo un donjuán y había sido muy activo sexualmente. Desde fuera, su vida parecía un éxito rotundo.

Pero en el dormitorio no tenía tanta suerte. Se dio cuenta de que cuando había mantenido encuentros sexuales esporádicos no había tenido ningún problema para conservar la erección, pero ahora que estaba manteniendo su primera relación emocional, su potencia fallaba. También estaba sufriendo de eyaculación precoz. Había ido al médico y este le había recetado Viagra, pero incluso con las pastillas tenía problemas para conservar la erección, y cuando lo conseguía llegaba al orgasmo demasiado rápido.

Cuando empezamos a trabajar quedó claro que Jim concentraba la atención en dos puntos básicos mientras practicaba sexo. El primero de esos puntos eran sus genitales. ¿Iban a funcionar bien? ¿La tenía lo bastante dura? ¿Aguantaría lo suficiente? Lo segundo en lo que se concentraba era en su pareja. ¿Estaba disfrutando? ¿Sería crítica con él? ¿Parecía satisfecha? ¿Qué quería? Le prestaba tanta atención a ella y a sus juicios que era incapaz de encontrar su propio placer.

Nosotros nos concentramos en ayudarle a dejar de pensar en sus genitales y en lo mucho que necesitaba que hiciera las cosas de cierta forma, y en conseguir que se concentrara en sí mismo, de forma que tuviera un centro de gravedad emocional más equilibrado. Le animamos a concentrarse en el momento, no debía perderse en la expectativa de lo que creía que debía pasar a continuación. Cuando logró desacelerar y concentrarse en todo su cuerpo, enseguida fue capaz de sentir más zonas de su cuerpo, no solo los genitales. Jim empezó a reducir la dosis de Viagra y descubrió que, cuando él se concentraba en el resto de su cuerpo, sus genitales hacían lo que él quería que hicieran.

Tres meses después, Jim fue capaz de dejar las pastillas
por completo y depender de sus propias sensaciones
para conseguir placer.

También era capaz de conservar la erección. La eyaculación precoz desapareció, igual que sus problemas de erección. En el caso de Jim, el problema no lo resolvió la medicación, solo tuvo que redirigir su centro de gravedad emocional y tomar conciencia de todo su cuerpo durante el sexo. Al eliminar la presión de sus genitales, consiguió relajarse lo suficiente hasta que su excitación normal y saludable pudo ir y venir sin que él se pusiera nervioso al pensar en ello.

Al principio, a Jim le preocupaba que alejar su centro de gravedad emocional de su pareja le hiciera parecer egoísta y lo convirtiera en peor amante. Pero ocurrió todo lo contrario. Cuando empezó a sentirse más, empezó a ser capaz de estar presente con su compañera y los dos empezaron a disfrutarse más.

· ·

Ejercicio: ¿Dónde está tu centro de gravedad emocional?
(10 minutos y, después, regularmente)

Cuando conectamos con otras personas solemos desconectar de nosotros mismos. Este ejercicio te ayudará a volver a concentrarte en ti para que puedas estar verdaderamente presente en tus conexiones. Puedes practicar este ejercicio con tu pareja sexual, con un miembro de tu familia o con un amigo. Incluso puedes probarlo con desconocidos en alguna situación social, cuando estés hablando con algún dependiente o con el camarero de una cafetería.

1. Cuando te prepares para hacer el ejercicio, tienes que encontrar tu centro de gravedad emocional. Busca algún sitio donde puedas estar solo, siéntate tranquilamente y respira hondo. Tómate tu tiempo.

2. Cuando te sientas relajado y centrado, imagina tu centro de gravedad emocional, esa esfera de luz en el centro de tu pecho.

3. Dedica el tiempo que necesites a sentirla, a verla en el ojo de tu mente, respira a través de ella y familiarízate con la sensación. Este es el punto de conexión contigo mismo al que puedes recurrir siempre que quieras.

4. Ahora que ya lo sabes, ya estás preparado para salir al mundo y conectar con otras personas.

5. Ahora debes tener presente que, cuando conectes con otra persona, debes concentrarte en esa esfera de energía. ¿Se ha desplazado hasta la otra persona o sigue dentro de ti?

6. Si ha salido, ¿podrías visualizarla en caso de poder verla? ¿Está más cerca del otro que de ti o está, digamos, en medio de los dos?

7. Si la esfera de energía está demasiado alejada de ti, imagina que puedes reequilibrar ese centro de gravedad emocional. Tira de ella hasta que esté a medio camino entre ambos. Debes permitirte sentirte a ti mismo además de sentir al otro.

8. Practica esta técnica hasta que encuentres lo que te parezca un equilibrio saludable entre tú y la otra persona. No dejes de reajustar la esfera. Fíjate en cómo se mueve a medida que avanza la conversación. ¿Tienes tendencia a centrar la esfera de tu conciencia en el otro o eres capaz de mantenerla entre los dos?

Este sencillo ejercicio puede cambiarte la vida si eres de esas personas que concentran su conciencia en los demás. Es bueno practicar en distintas circunstancias, con amigos, con tu pareja si la tienes, mientras practiques sexo y en la vida en general. Acostúmbrate a ser cada vez más consciente de tu centro de gravedad emocional y empieza a aprender a dominarlo para que puedas ejercer más control sobre el punto en que lo centras. La mejor manera de ponerlo a prueba suele ser durante el sexo.

Empieza a practicar centrando tu conciencia en ti en situaciones sexuales para que, cuando estés en esas situaciones, puedas comenzar a sentir tu cuerpo con mayor intensidad, tus propios deseos y tus propios límites.

Lo normal es que, si tu centro de gravedad emocional está centrado en los demás, te centres en tu forma de actuar en lugar de concentrarte en tu placer. Para la mayoría de las personas, actuar para el otro significa darle placer. Otras personas parecen concentradas en sí mismas, pero cuando lo analizamos más de cerca, enseguida queda claro que lo hacen para concentrarse en la imagen que están dando. Para estas personas, la imagen que dan durante el sexo y la forma en que la percibe su pareja es muy importante.

Esta preocupación por los juicios y las percepciones de la otra persona aleja la conciencia de nosotros mismos y la centra en la otra persona.

Si eres la clase de persona con tendencia a preguntarse continuamente cosas como: «¿Se me verá bien desde este ángulo?» o «¿Se me estarán viendo los pechos caídos?», está claro que, aunque parezca que estás concentrado en ti, en realidad en lo único que piensas es en conseguir la aprobación de la otra persona, y por lo tanto en el placer del otro en lugar de en el tuyo propio.

Podemos relacionar este comportamiento y otros similares a la importante pregunta que hicimos al principio de este libro: ¿por qué quieres practicar sexo? (Quizá quieras refrescar la memoria echándole otro vistazo al capítulo «Comprende tu deseo», ver página 63.) Te preguntábamos cuál era tu motivación para practicar sexo. ¿Es una motivación dorada, como el amor, la conexión, el placer, etc.? ¿O es una motivación oscura, como la necesidad de aprobación o un sentido del deber o de hacer lo que se espera de ti?

Si tus motivaciones suelen proceder de un punto de vista
oscuro, es muy probable que no estés concentrado
en tu propio placer.

Aquí, la clave es comprender si estás practicando sexo por ti o lo haces por otra persona. Si lo haces por otra persona, estás actuando: ya sea para dar placer o por satisfacer tus necesidades oscuras.

En ese caso, también podemos establecer una diferencia entre la clase de sexo que practicarías en una relación a largo plazo y las relaciones sexuales esporádicas. En las relaciones esporádicas es más probable que queramos impresionar a la otra persona. Tendemos a esforzarnos más para dar la mejor imagen posible y utilizamos nuestras mejores maniobras para dar placer al otro. Y al hacerlo solemos perdernos en el aspecto del sexo más vinculado a la imagen. Puede parecernos importante la imagen que damos o si nuestro/a compañero/a llega al orgasmo. En realidad, según las estadísticas, es mucho menos probable que una mujer llegue al orgasmo en un encuentro sexual esporádico o con una pareja nueva que cuando mantiene una relación. Esto podría deberse, en parte, a que en las relaciones pueden darse más sentimientos de confianza que ayudan a la mujer a llegar al orgasmo, o podría deberse a que, cuando las personas practican sexo esporádico, están más pendientes de actuar y, por lo tanto, están menos presentes en su cuerpo y en la experiencia.

En las relaciones más sólidas, el inhibidor de nuestra expresión sexual es otra cosa. Aunque la preocupación por la actuación es importante para muchas personas, en lo referente al sexo, hay otra cosa que interfiere con el placer.

La necesidad de sexo suele nacer de los objetivos
de la propia relación en lugar de surgir del deseo
de sentir placer.

Es posible que nos digamos: «Deberíamos practicar sexo, ya han pasado varios días», o «¿No puedo decir que no?; si no me acuesto con esta persona quizá se vaya a buscar sexo a otra parte», etc. Estas son algunas de las motivaciones oscuras que nos empujan a practicar sexo. Cuando nos perdemos en esta clase de planificaciones tendemos a ignorar nuestro propio placer. Nos sentimos presionados por otra clase de actuaciones que quizás estén menos basadas en las apariencias y más en la necesidad de hacer las cosas por motivos emocionales. En cualquiera de los casos, nuestra preocupación por actuar acaba destruyendo el placer.

Por otra parte, en las relaciones largas seguimos el camino con menos dificultades. Ya sabemos que si hacemos A, ocurrirá B seguido de C, él/ella se excitará, tendrá un orgasmo y eso es todo. A veces disponemos de poco tiempo, en especial si tenemos hijos o trabajamos mucho. El cansancio, la pereza o el deseo de conseguir algo efectivo reduce nuestro repertorio sexual a una pequeña gama de maniobras predeterminadas. El resultado puede parecer bueno —quizás haya penetración, quizás uno u otro tenga un orgasmo—, pero falta algo. Olvidamos la espontaneidad, la improvisación y la creatividad, y con ello la excitación que provoca el sexo real.

Así que, una vez analizados los problemas del placer, ¿cómo podemos recuperar esa clase de búsqueda inocente del placer propia de la infancia y que era, con suerte, libre y expresiva?

Ejercicio: ¿Dónde está tu placer? *(30 minutos)*

En este ejercicio te invitamos a sentir tu cuerpo mientras recuerdas experiencias placenteras del pasado como punto de partida para conectar con el placer de tu cuerpo en el presente. Recuerda que, como has hecho en todos los ejercicios de este libro, debes tratarte bien. Estos procesos no son sencillos para todo el mundo, y algunas personas necesitarán repetir el ejercicio varias veces para conseguir sentir profundamente su cuerpo.

I. Tómate el tiempo que necesites hasta sentirte cómodo. Túmbate o siéntate en un espacio tranquilo y cierra los ojos. Quizá te apetezca tener la libreta y el bolígrafo a mano.

2. Empieza a conectar con tu cuerpo notando cómo te entra el aire por las fosas nasales. Nota cómo el aire recorre el pecho y el abdomen. Concéntrate en tu nariz mientras sueltas el aire, y siente el aire cálido saliendo de tus fosas nasales, quizás incluso puedas sentir cómo te roza el labio superior.

3. Toma conciencia de los olores o fragancias que haya en la habitación. Fíjate en si percibes algún sabor en la boca. Concéntrate en los ruidos que te rodean, por sutiles que sean.

4. Fíjate en cómo está apoyado tu cuerpo, tanto si estás tumbado como sentado, y en los puntos en los que está en contacto con el suelo. Siente tu piel y concéntrate en el roce de la ropa contra ella y en la diferencia respecto a la piel que tienes expuesta.

5. Toma conciencia de estar completamente conectado con tus sentidos físicos.

6. Ahora rememora algún recuerdo alegre que tengas de tu infancia. Permite que el recuerdo sea lo más intenso posible. Quizá te veas trepando a un árbol, comiéndote una piruleta, nadando en el mar, corriendo por un prado o sintiendo el contacto de la arena de la playa en la piel.

7. Mientras recuerdas, concéntrate en tus sensaciones corporales. ¿Qué notas? Tómate el tiempo que necesites para sentir y poder descubrir cómo experimentas el placer en el cuerpo.

8. Ahora desplaza tu conciencia a tu vida adulta y recuerda alguna experiencia sexual positiva. Puede ser algún encuentro que hayas tenido con un amante o un momento que hayas disfrutado tú solo. Puede ser incluso una percepción de tu energía sexual, aunque desde fuera no pareciera abiertamente sexual.

9. Recuerda la experiencia e intenta visualizar las imágenes con la mayor claridad posible. Deja que despierten también el resto de tus sentidos: huele el recuerdo, saboréalo. Fíjate en cómo se siente aho-

ra tu cuerpo mientras reconectas con ese recuerdo perceptivo. ¿Qué sientes físicamente, y dónde?

10. Permítete amplificar las sensaciones que has despertado. Imagina que les estás subiendo el volumen. Intensifica el placer de tu cuerpo de la forma que más te guste.

11. Si tu cuerpo quiere moverse, permíteselo. Si te apetece hacer algún ruido, deja también que salga. Si te excitas, está bien; si no, también está bien.

12. Siente la reacción de tu cuerpo mientras recuerdas tus experiencias de la forma más real posible.

13. Cuando te sientas preparado, sin precipitarte, abre los ojos y vuelve al espacio. Quizá te apetezca tomar algunas notas que te ayuden a recordar lo que has sentido en tu cuerpo y en qué partes has disfrutado del placer.

Este ejercicio empezaba con la inocencia infantil del placer. Esperamos que te haya ayudado a reconectar con más placer en tu cuerpo y a recordar lo que te gustaba hacer y los motivos por los que te daba placer. Fíjate en que las primeras experiencias de placer de la infancia no suelen ser sexuales y, sin embargo, se sienten en el cuerpo. Cuando nos damos permiso para sentir esos placeres inocentes, abrimos la puerta a otros placeres más adultos —aunque igual de inocentes—, como los que tienen cabida en los reinos sensuales y sexuales.

Por lo tanto, para empezar a cambiar la relación que mantenemos con el placer, debemos ampliar nuestra definición de lo que es el placer sexual.

Para muchas personas, el placer sexual está fuertemente vinculado a la excitación genital o a la idea, más limitada todavía, del orgasmo. Ambas son perspectivas muy limitadas. El placer es una experiencia sensible del cuerpo, no solo de una parte, y no solo de las llamadas zonas erógenas o de los genitales. Cuando ampliamos nuestra definición de placer para incluir sensaciones no sexuales, también enriquecemos nuestra gama de placeres y nos abrimos a nuevas posibilidades en nuestros encuentros físicos. Recuerda que las energías sexuales y las sensuales son distintas, y que el placer puede surgir de cualquiera de las dos. Que la sensación cambie de sexual a sensual no significa que no sea placer.

El placer también puede surgir del plano no físico, aunque, de la misma forma que ocurre con los placeres físicos, también se siente en el cuerpo. El placer de la conexión es importante para muchas personas. Esos sentimientos de amor o intimidad que todos ansiamos, y que pueden expresarse tanto en la cercanía sexual como en la física, son una experiencia muy potente. Sin embargo, el placer no se limita al sentido físico del tacto, se aplica a todos los sentidos. Por ejemplo, para la mayoría de las personas, un beso apasionado es muy placentero porque estimula los cinco sentidos: sentimos el contacto de la lengua y los labios, percibimos el sabor de la otra persona, la olemos, podemos escuchar sus sonidos de placer y, al estar tan pegados, podemos verla de cerca. Y encontramos situaciones paralelas en el sexo oral. Es un acto íntimo que también despierta todos los sentidos. Puede incluso resultar más íntimo que la penetración (y a muchas personas les cuesta más disfrutarlo).

Es importante que comprendamos que el placer, al igual que el sexo, no tiene otra meta que la propia experiencia.

Con el placer no hay adónde ir, no hay objetivo. El objetivo del placer es experimentar placer. El placer no está tan relacionado con lo que está ocurriendo, sino con la relación que mantengamos con la experiencia. Si, por ejemplo, percibimos el placer como algo relacionado con el orgasmo, nos estaremos cerrando a la posibilidad de sentir placer en otras zonas del cuerpo. Si creemos que solo ciertas situaciones o emociones pueden provocar placer, estamos limitando nuestra capacidad para experimentarlo en cualquier otra situación.

Por lo tanto, cuanto más amplia sea nuestra definición de placer, más placer tendremos a nuestro alcance.

Cuanto más inclusivo sea nuestro paraguas del placer, más disfrutaremos de la vida. Esto nos reconecta con el entusiasmo por la vida y la curiosidad natural que sentíamos de niños.

Ejercicio: Mapa corporal *(45 minutos)*

Este ejercicio es un gran comienzo para disfrutar de nuevas experiencias de placer alejadas de las zonas erógenas directas y para sentir placer de formas distintas por todo el cuerpo. Quizá te sorprenda descubrir que las zonas de tu cuerpo que habías ignorado pueden convertirse en nuevas fuentes de placer. A veces el placer será sensual, y otras veces te parecerá sexual. En cualquier caso, este ejercicio puede ser una forma muy poderosa de reactivar tu placer y potenciarlo.

La forma más efectiva de hacer este ejercicio es en pareja, pero también puedes hacerlo solo.

1. Asegúrate de disponer de un espacio de tiempo tranquilo y en privado y prepara tu espacio creando una atmósfera sensual: enciende algunas velas, pon música sensual; quizá también quieras encender alguna vela aromática, etc.

2. Si estáis haciendo el ejercicio en pareja, tenéis que decidir cual de los dos «dará» primero y cual «recibirá». El receptor se tumbará en una postura cómoda llevando la cantidad de ropa que mejor le parezca.

3. La persona que da debe ofrecer a su pareja distintas clases de caricias en diferentes partes del cuerpo.

4. La persona que recibe debe hacer comentarios sobre las caricias que le está haciendo su compañero. Deberá hacerlo valorándolas según una escala que irá del +3 al −3. Si la caricia le resulta neutral en términos de placer, la puntuará con un 0. Si es una caricia ligeramente placentera, le dará un +1, si es muy placentera le dará un +2, y si el placer que le provoca es muy intenso le dará un +3. De la misma forma, a las caricias que no le gusten les otorgará un valor de entre −1 a −3, que es algo parecido a decir: «¡Deja de hacer eso ahora mismo!» Si queréis que las puntuaciones sean más precisas, también podéis dar medios puntos o fracciones.

5. La persona que da deberá utilizar la imaginación para probar distintas formas de tocar a la otra persona: puedes acariciar, frotar, juguetear, pellizcar, rozar, morder o soplar aire cálido o frío con la boca. No te limites a utilizar tu cuerpo para tocar a la otra persona. Quizá te apetezca utilizar diferentes materiales como plumas, seda, metal frío o algo cálido. Podrías tomar un sorbo de alguna bebida caliente con la boca, y después de dejar que te caliente la boca podrás proporcionar una clase de contacto con la boca distinto al habitual. Lo mismo ocurre con los cubitos de hielo, que pueden resultar muy estimulantes.

6. Evita las zonas del cuerpo evidentes por las que puedas sentirte atraído de primeras, como los genitales o los pechos. Las zonas ocultas, como la parte trasera de las rodillas o las axilas, pueden ser zonas sorprendentemente placenteras.

7. ¡Ambos debéis daros permiso para jugar! Es imposible hacer mal este ejercicio. Limitaos a hacer lo que os apetezca y disfrutad de la exploración.

8. Cuando tengáis la sensación de haber terminado, dad las gracias a vuestro compañero por haber sido tan generoso y tomaos un tiempo para comentar la experiencia y compartir lo que habéis aprendido sobre vosotros mismos. Quizás os apetezca intercambiar papeles.

Algunas caricias pueden resultar desagradables, pero esas también os ayudarán a aprender de qué cosas disfruta tu cuerpo o no. Intenta no ver como algo negativo las caricias desagradables. Solo es información, ahora ya lo sabes para la próxima vez.

Aunque este ejercicio está centrado en el sentido del tacto, también puedes hacer algo parecido con los sentidos del olfato y el gusto. Si tienes pareja y quieres experimentar con el olfato o el gusto, puede ser muy divertido taparle los ojos (con su consentimiento) y darle a probar cosas sin que sepa qué son (y siempre después de preguntarle si tiene alergia a algo). Cuando tenemos los ojos tapados ya no podemos depender de la vista; eso tiende a potenciar los demás sentidos, y somos más conscientes de la gran capacidad que tenemos de sentir placer.

Es importante que tengamos una relación consciente con nuestra capacidad de sentir placer, así que antes de hacer este ejercicio plantéate si estás abierto al placer que pueda surgir de formas distintas o si estás atrapado en la seguridad que te da sentir placer de las mismas formas de siempre. ¿Eres capaz de permitirte tener una actitud curiosa hacia tu placer o sientes la necesidad de limitar esa curiosidad? Si eres de los últimos, quizá te apetezca replantearte la relación que mantienes con el placer basándote en las ideas que hemos desgranado en este capítulo; de esta forma, podrás descubrir cómo empezaste a limitarte. ¿Eres capaz de permitirte la posibilidad de reconectar con esa forma de explorar el placer inocente e infantil?

ORGASMO, O NO...

¿Qué pasa con el orgasmo? Mucha gente ve el orgasmo como un objetivo, algo a lo que llegar. Como ya hemos comentado, eso puede convertirse en un problema que nos lleve a actuar de determinadas formas, ya sea por nosotros mismos o persiguiendo esa idea de proporcionar un orgasmo a otra persona. Pero esa es una idea equivocada que, como ya hemos explicado, es muy popular en los medios de comunicación y la pornografía.

> *No se puede proporcionar un orgasmo a otra persona.*
> *El orgasmo es suyo. ¿Cómo se puede dar algo a alguien*
> *a quien ya le pertenece?*

El orgasmo solo es una experiencia de placer, uno de los muchos placeres de los que podemos disfrutar durante una experiencia sexual. No es necesario que haya orgasmo para disfrutar de sexo estupendo. Es algo que nosotros nos permitimos sentir, o no. Es cierto que una pareja puede crear un espacio seguro que permita que brote la respuesta orgásmica del otro, pero el orgasmo de una persona tiene mucho más que ver con la relación que ella misma mantiene con el placer que con las habilidades que tenga su pareja en la cama.

Hay muchas cosas que bloquean el orgasmo, y podría escribirse un libro entero sobre ellas. Ya hemos hablado sobre el miedo a que otra persona nos avergüence por expresar nuestra sexualidad o el miedo a perder el control, cosas que pueden destruir nuestra fuerza vital, incluyendo nuestra respuesta orgásmica. El orgasmo es una forma de soltarse, una pérdida del control del ego e incluso una forma de no ser, que es el mayor miedo que puede tener una persona. Por eso los franceses lo llaman *la petite mort*, la pequeña muerte. Cuando nos abandonamos al placer orgásmico nos rendimos a lo desconocido, una sensación de algo que está más allá de nosotros y una puerta a la inmensidad del universo. Ciertamente, es una experiencia extracorpórea. La palabra «éxtasis», que suele utilizarse para describir los estados orgásmicos, significa, literalmente, «estado placentero de exaltación emocional». Y esas experiencias profundas pueden resultar tan aterradoras como placenteras.

De nuevo nos encontramos con que el impulso para sentir placer es, en su forma más alta, una manera de conectar con nuestros anhelos existenciales, nuestros deseos más profundos, un deseo de conexión con nosotros mismos y la experiencia de perdernos en algo más grande que nosotros.

En el sexo real, que se siente y se expresa de forma auténtica en cada momento, te animamos a abandonar la idea de que el orgasmo es el centro de todo o incluso el objetivo del sexo. Esta visión quita mucha presión en ese sentido y anima a cada uno a responsabilizarse de su propio placer sin esperar que otra persona lo haga por ella.

Ejercicio: Sexo sin orgasmo
(practicarlo regularmente durante un mes)

Para el último ejercicio del libro, te invitamos a abandonar tus deseos de alcanzar el orgasmo y a ver qué otras cosas pueden surgir cuando dejas de perseguirlo.

Tanto si tienes pareja como si estás solo, te recomendamos que pruebes, por lo menos durante 30 días, a tener experiencias sexuales sin que haya orgasmo.

1. Date placer o sumérgete en cualquier expresión sexual que te apetezca pero sin que esté centrada en el orgasmo, ni el tuyo ni el de tu pareja.

2. Asegúrate de pensar en tu placer. Muévete con libertad y siente lenta y suavemente el placer que te proporciona tu cuerpo, pero no te plantees ningún objetivo.

3. Evita actuar de formas determinadas para dar placer a tu compañero. Concéntrate en tu propio placer y mantente presente en ese senti-

do. Cuanto más presente estés contigo mismo, más presente podrás estar con la otra persona. Cuanto más te concentres en tu placer, más auténtica será tu forma de expresarte en situaciones íntimas.

4. Si sientes el impulso de buscar el orgasmo, intenta aferrarte al momento. No pasa nada si el orgasmo te viene de forma natural, pero no hagas ningún esfuerzo por buscarlo.

5. Te recomendamos que vayas anotando de forma regular lo que sientes cuando haces este ejercicio, y lo que sucede entre tu pareja y tú, en caso de que estés compartiendo este ejercicio con alguien.

Hacer este ejercicio de forma repetida puede acabar suponiendo una gran diferencia en tu vida sexual.

Cuanto más te alejes de la meta del orgasmo, más sutiles y placenteras serán las sensaciones que percibas.

Cuando nos concentramos en el orgasmo, limitamos la gama de nuestras posibles experiencias de placer a las que están relacionadas con el orgasmo. Cuando nos liberamos de ese objetivo permitimos que surjan otras cosas. Podemos empezar a sentir sensaciones más sutiles y deliciosas. Podemos hacer espacio para que otras experiencias de sensación y conexión, tanto con nosotros mismos como con nuestra pareja, puedan estar más presentes en nuestra conciencia. Nos liberamos de la idea de necesitar llegar a alguna parte en el sexo, y eso crea una experiencia de placer más extensa en todo el cuerpo y una mayor sensación de relajación y conexión. Aumenta las posibilidades de placer sexual, la paleta se vuelve más rica y variada.

Este capítulo tiene como objetivo ayudarte a ampliar tu experiencia y la definición de lo que puede ser el placer. En los ejercicios hemos conectado el placer no solo a la experiencia sexual, sino también a otros placeres corporales.

El objetivo del sexo no es practicar sexo y, desde luego, tampoco el orgasmo.

En última instancia, el placer —igual que ocurre con nuestra definición de deseo— tiene que ver con conectar con uno mismo. Cuando estamos conectados con nosotros mismos, especialmente con nuestro cuerpo, tenemos la capacidad de sentir placer.

El placer es un flujo de energía; no es algo fijo.

Lo que te gusta hoy no tiene por qué resultarte placentero mañana, con otra persona y en otra situación. El placer, igual que el deseo, fluye. Cuanto más abiertos estemos a una gama más amplia de lo que puede resultar placentero, más permiso nos estaremos dando para disfrutarlo. El potencial de sentir placer surge en cada momento, da igual donde estemos o lo que estemos haciendo. El placer siempre es una posibilidad.

Cuanto más capaces seamos de reducir el ritmo y escuchar a nuestro cuerpo, más fácil nos resultará permitir que el impulso del placer nazca en nuestro interior, mejor fluirá su expresión y más placer nos permitiremos sentir. En vez de concentrarnos en el punto al que creemos que debería ir el placer, debemos quedarnos con la sensación que percibamos dondequiera que esté el placer en ese momento. De esa forma estamos presentes en nosotros mismos, y eso nos da la capacidad de estar también presentes con nuestra pareja. El placer y la presencia están conectados. No podremos estar realmente concentrados en nuestro placer si no estamos presentes en nuestro cuerpo en todo momento.

Lo importante en lo referente al placer es nuestra capacidad para evitar los juicios, de escuchar los impulsos de nuestro cuerpo y seguirlos. Ese es el arte del placer. El arte del sexo también es placer. No tiene nada que ver con las técnicas ni con nuestra forma de actuar. En cierto modo, es tan sencillo como dejar que tu cuerpo exprese sus pasiones naturales y su fuerza vital.

Epílogo

EL RENACER DE EROS

E ste libro trata sobre Eros. Sobre esa fuerza poderosa que fluye en nuestras mentes, emociones y cuerpos, que define nuestro ser y nos da ganas de vivir.

La energía de Eros es una fuerza vital. Es la energía
de la expresión, la creación, la expansión, la conexión
y el crecimiento.

Cuando nuestra fuerza vital fluye, es precisamente esa energía la que nos la proporciona, además de darle significado, sentido de pertenencia y compromiso a nuestra vida. Nos da fuerza para levantarnos de la cama por las mañanas y volver a ella con ganas de jugar al final del día.

Sin embargo, hemos aprendido que esta energía de Eros ha sido reprimida de forma eficaz por diversos motivos históricos y sociológicos, algunos de los cuales hemos comentado en este libro. Hemos explicado que la pornografía y los medios de comunicación nos dan una versión distorsionada de la sexualidad y la retratan como algo que tiene que existir en la sombra, algo de lo que no debemos hablar. Y hemos demostrado que este miedo social a la sexualidad y la expresión personal nos viene de nuestros padres, que a su vez lo aprendieron de sus padres, etc.

Es una cadena que se remonta a mucho tiempo atrás en la cultura occidental.

La sexualidad fue secuestrada por la batalla entre
la religión y el poder social y todavía sigue siendo
así; ha sido explotada por el mercantilismo y, al mismo
tiempo, vive atrapada por un estricto control social.

Incluso ahora, en el siglo XXI, con todos los adelantos tecnológicos, científicos y filosóficos, no somos seres sexuales libres, eróticos y naturales. Vivimos avergonzados, tenemos tabús y miedos sexuales que no nos dejan ser dueños de nuestra sexualidad. La escondemos, no hablamos de ella, la vivimos en la sombra y en la incómoda privacidad de nuestros dormitorios, pensando que somos los únicos que tenemos problemas sexuales o sintiéndonos confusos e inseguros. Sufrimos atrapados por la ilusión de que todos los demás disfrutan de sexo estupendo y que deberíamos vivir según esa imagen idealizada y distorsionada que nos presentan los medios de comunicación y la pornografía. Tenemos tan aceptada la necesidad de la sociedad de censurar nuestra sexualidad que hemos internalizado esa censura hasta el punto de que a nuestra consulta suelen acudir clientes a quienes les cuesta trabajo decir: «Soy una mujer sexual», o «Soy un hombre sexual».

Por eso no es de sorprender que el sexo sea un campo de batalla, porque quienquiera que domine nuestro Eros domina nuestro poder.

Cuando somos dueños de nuestro Eros —nuestra fuerza
vital—, nadie puede controlarnos.

Cuando seamos dueños de nuestro Eros, tendremos un sentido de la dirección más claro. Sabremos lo que queremos y lo que no queremos y seremos capaces de comunicarlo y dejar claros nuestros límites. Sabremos lo que valemos, porque podemos mostrarnos ante el mundo sin vergüenza, sin necesidad de esconder ninguna parte de nosotros mismos. Nos sentiremos conectados con nosotros mismos y seremos sensibles a los demás de una forma que nos empoderará profundamente.

Por eso hemos escrito este libro, somos psicoterapeutas sexuales con un objetivo. Nos apasiona el cambio social. Nos apasiona la idea de recuperar a Eros y sacar a la superficie ese poder de cada uno de nosotros, porque es un derecho de nacimiento. Nos apasiona ayudar a los demás a experimentar la alegría de la libertad propia de la expresión sexual, porque nos hace a todos libres a un nivel muy profundo.

Recuerda la imagen del templo de la que hablamos en la introducción del libro: la base serían los cimientos de los valores culturales sobre los que nos asentamos, los pilares las distintas formas mediante las que llegamos a lo que hay en lo alto del templo, y el frontón sería nuestro mayor anhelo de sentido, amor y conexión, nuestra relación sagrada con la vida. Tal como está ahora, el pilar de la sexualidad está roto. No es algo del todo accesible y aceptado que nos ayude a conseguir lo que realmente queremos. La sexualidad y el deseo nos sigue poniendo «nerviosos». Solo tienes que pensar en las muchas formas que tienes de (o cómo te planteas) esconder algo tan simple como el hecho de estar leyendo este libro. ¿Serías capaz de dejarlo sobre la mesita de noche o leerlo en el tren? ¿O no te plantea ningún problema el hecho de que quieras saber más sobre sexo? Apostamos a que tendremos pocos lectores que no se juzguen a sí mismos. Por eso es tan importante el pilar de la sexualidad: es ahí donde se encuentran nuestras mayores inhibiciones.

No existe otro tema más polémico que el sexo.
Y, sin embargo, no hay nada con mayor capacidad
de empoderarnos y de ofrecernos una herramienta
tan efectiva y rápida para el crecimiento
y el desarrollo personal.

Pero has tomado una decisión: has comprado este libro y lo has leído. La necesidad de libertad y de expresarte ha sido más fuerte que tus ganas de reprimirte. Esperamos que este libro despierte algunos de tus mayores anhelos y deseos de los que quizá no fueras consciente a un nivel consciente antes de leerlo. Imaginamos que te has dado cuenta de que, hasta que el sexo y la intimidad no desplieguen todo su potencial en ti, te faltará algo en la vida. Nosotros creemos, y sabemos gracias a nuestra experiencia profesional, que es en las sombras de nuestro subconsciente donde se esconde nuestro mayor potencial. Y es al aceptar todo lo que somos cuando por fin nos convertimos en todo aquello que podemos ser.

Esperamos que este libro te haya ayudado a reconectar más profundamente contigo mismo y te haya inspirado y apoyado para que recuperes tu identidad como ser erótico y sexual completo. Esperamos que los ejercicios te hayan ayudado a profundizar más en ti mismo, que leer el libro se haya convertido en una experiencia sensible y encarnada, y que hayas conocido facetas de ti mismo que quizá sospecharas que estaban ocultas entre las sombras pero que ahora han podido brillar con todo el potencial de sus cualidades interiores innatas.

Uno de los mensajes básicos y que está en el trasfondo de todos los capítulos es que necesitamos salir de la mente, que está constantemente evaluando, juzgando y comparando nuestra experiencia, y que debemos adoptar una presencia encarnada con nosotros mismos y nuestra pareja, entrar en el flujo de Eros, no emplearla solo para pensar, permitir que ocurran las experiencias sexuales o actuar de determinada forma en la cama.

Te invitamos a hacer una última cosa: a que pienses en lo que ha cambiado. ¿Qué has aprendido sobre tus deseos? ¿Cuáles son tus motivaciones doradas y oscuras para practicar sexo? ¿Has sido capaz de descubrir tus «motivaciones oscuras» y convertirlas en el auténtico potencial que te ayuda a crecer? ¿Has comprendido por qué practicas sexo y lo que verdaderamente quieres? Y, lo más importante, ¿cómo se ha manifestado ese conocimiento en tu vida erótica?

También queremos preguntarte: ¿qué has aprendido sobre tu identidad sexual? ¿Qué minipersonajes has descubierto? ¿Cuáles expresas con comodidad y cuáles siguen sin salir? ¿Qué partes de ti mismo has destapado (quizá no las expresaras, pero estaban esperando a salir a la luz)? Cuando dejas de reprimirte, ¿cuáles son tus fantasías? Y ¿eres capaz de permitirte expresarlas un poco más que antes?

¿Has desarrollado una forma de darte placer y una relación sexual contigo mismo? ¿Sigues esperando a que otra persona te haga sentir sexual o ya eres dueño de tu energía de Eros? ¿Qué pasos podrías dar para recuperar tu energía de Eros en lugar de esperar a que la despierte otra persona?

¿Qué relación mantienes con tu cuerpo? ¿Te quieres y amas las historias de tu vida que encierra tu cuerpo? ¿Eres capaz de excitarte a ti mismo? ¿Ves belleza en tu cuerpo y te gusta sin importar el aspecto que tenga? ¿Ves tu cuerpo como una imagen, un vehículo para tu mente, o lo habitas plenamente y permites los placeres que te ofrece? ¿Te estás tratando como si fueras tu principal amante y cuidas de ti?

¿Eres capaz de estar presente, ya sea contigo mismo o con otra persona? ¿Sales de tu cuerpo mientras practicas sexo y te pierdes en imágenes mentales o en los nervios que pueda provocarte tu forma de actuar? ¿Te han resultado eficaces los ejercicios de encarnación en los que te invitábamos a conectar con tu cuerpo? ¿Y qué te pareció que te sugiriéramos que practicaras el mindfulness erótico y tomaras conciencia de la energía de Eros de tu cuerpo? ¿Esos ejercicios te han ayudado a sentir lo que está ocurriendo en tu cuerpo en lugar de huir de ello? ¿Eres capaz de sentir tanto las sensaciones desagradables como las placenteras? ¿Estás conectado contigo mismo y presente con tu amante de una forma distinta?

¿Has intentado conservar tu autenticidad expresando de forma clara tus deseos y tus límites? ¿Estás empezando a frenarte antes de negar, complacer y fingir, o cuando te callas en ocasiones en que deberías decir algo? ¿Te has responsabilizado de tu identidad sexual o esperas a que lo hagan los demás?

¿La vergüenza sigue al mando de tu sexualidad o eres capaz de darte permiso para encarnar el ser sexual que eres? ¿Has tomado conciencia de esas voces prejuiciosas interiores que no te dejan expresar libremente tus deseos, y has descubierto quién las inició? ¿Esa conciencia te ha permitido tomar mejores decisiones y disfrutar de experiencias distintas?

¿Y eso te ha proporcionado más placer? ¿Has descubierto algo nuevo sobre ti mismo al examinar la relación que mantienes con el placer? ¿Crees que lo mereces? ¿Y crees que tienes derecho a existir, en tu cuerpo, en este planeta, y de disfrutar, o la vida tiene que ser un poco difícil para que te sientas a salvo? En ese caso, ¿qué has hecho para cambiar esa forma de pensar?

Esperamos que ahora te resulte más fácil contestar algunas de estas preguntas. Quizá todavía no seas capaz de contestar del todo a estas preguntas como te gustaría, pero por lo menos tienes la conciencia de que algo ha cambiado, y que todo lo demás está en camino. El desarrollo personal no es algo que ocurra de la noche a la mañana. Recuerda que debes tratarte bien. Para que el crecimiento dé paso a cambios reales en tu vida, estos tienen que ocurrir de una forma orgánica.

Una de las reglas de oro de nuestra terapia
es que el conocimiento provoca una elección consciente,
y esa elección conlleva el empoderamiento.

Eso significa que en cada momento tienes la posibilidad de hacer una elección distinta y consciente en lugar de seguir los patrones habituales derivados de creencias inconscientes.

Este libro pretende ayudarte a comprender de qué forma esas creencias evitan que seas el ser humano empoderado que puedes ser y la persona sexual que eres. Si has conectado con el libro, te habrá ayudado a comprender de qué formas impides que la energía de Eros entre en tu vida, y te habrá dado una serie de herramientas e ideas que pueden ayudarte a desplegar tu potencial para conectar con la vida y con la energía de Eros. Esperamos que hayas reconectado con tus mayores anhelos y te hayamos dado los medios para continuar el viaje hasta alcanzarlos.

La recompensa por reconectar y permitirte tus mayores anhelos es la capacidad de restablecer la relación con tu sexualidad, que es uno de los pilares de tu relación sagrada con la vida. A partir de ahí te sentirás empoderado para experimentarte de formas que quizás antes te parecieran imposibles. Lo que puedes conseguir cuando conectas con tu identidad sexual en su plenitud va más allá del reino de la sexualidad. Cuando conectamos con nuestro poder sexual también conectamos con nuestro poder personal, el poder de elegir nuestras acciones, el poder de crear nuestra experiencia vital y el poder para elegir relaciones amorosas e íntimas.

Mediante nuestras Siete Claves del sexo real serás capaz de conectar con tus poderes personales y sexuales a un nivel más alto que cualquier cosa que imaginaras posible. Cuanto más espacio te permitas para ser quien realmente eres, más lo inspirarás en tus amantes y tus seres queridos, y esa energía te volverá en forma de amor, profundidad y conexiones más significativas con otras personas. Te deseamos felicidad y ternura en este viaje hacia tu identidad sexual empoderada.

LOS AUTORES

Mike Lousada nació en Somerset, Reino Unido, y creció en un hogar de clase media donde el sexo se veía, como mínimo, con desconfianza o incluso con desprecio. Tardó muchos años en superar la vergüenza física y sexual, pero después del cambio que hizo gracias a la psicoterapia y otras terapias, ahora le apasiona la idea de poder ayudar a otras personas a transformarse.

Mike se ha formado como psicoterapeuta, sexólogo y experto en trabajo corporal, y ha desarrollado una terapia innovadora, la Psychosexual Somatics®, tanto para apoyar su propio crecimiento como el de los demás. La revista *Psychologies* describió a Mike como «uno de los terapeutas sexuales más respetados del mundo». Hoy día vive en Londres con su mujer y coautora de este libro, Louise Mazanti.

Louise Mazanti nació en el seno de una familia danesa y catalana, y creció en Dinamarca. Después de una carrera académica internacional, a los 35 años sintió un despertar espiritual que la llevó a cuestionarse muchas de las cosas que había comprometido para ganarse su reputación académica: su identidad como mujer, la relación que mantenía con su cuerpo, su sexualidad y su espiritualidad. Y entonces Louise se formó como psicoterapeuta transpersonal, filósofa esotérica y psicóloga energética. Su relación con Mike y su profundización en el amor y la identidad la han ayudado a crear una herramienta poderosa para el crecimiento personal y espiritual.

La relación de Mike y Louise es la base sobre la que se sustenta su trabajo común, y han aprendido juntos a sanarse a ellos mismos y a los demás a través de la intimidad. Juntos dan clases por todo el mundo, incluyendo el Esalen Institute de California.

www.mazantilousada.com

ECOSISTEMA DIGITAL